医療問題の〝怪〟を解く

——団塊医師の小さな異議申し立て

西成田 進

医療問題の〝怪〟を解く

――目次

病の章　75

変の章

想の章　215

序の章

〝怪〟の出現

〝自己〟は外界からのあらゆる〝非自己〟（異物）に出会いながら「抗体」を産生し、これを排除していく。ここでは、自己という〝自明さ〟はすべての前提になる。この非自己の排除があまりに激しいときには、時として自己もまた致命傷を負うことになる。これを避けるために、自己はその一部を自ら意図的に死滅させて（アポトーシスという）、自己の致命傷を回避しようとする。また時に自己という境界を緩め、非自己を自己の内部に取り込み〝自己化〟していく（免疫学的寛容）――。

自分の現在が免疫学的な〝自己〟と同じように、排除・拒絶・寛容を繰り返しながら、かつて自分が持っていた〝自明さ〟をいまだに維持しているのだろうかと、ときどき思う。

かつて小阪修平（評論家、一九四七〜二〇〇七）が、「現実にかまけているうちに、さて自分があの時代から受け継いできたものがなんであったかわからなくなった」と表現したように、自分にとって「あの時代」〝自明〟とされていたものが、長い時間の中で緩やかにスライドしながら変質してきているかもしれない。一方で、スライドしていった社会の側の変質はさらにダイナミックで多様であり、特に医療現場における制度や人間の変質は大きい。今の自分の〝自明さ〟は「免疫学的寛容」からさらに遠のきつつあるように感じられる。

〝病〟の行方

さて、当然のことではあるが、「病」とは〝苦痛〟を伴うものである。――セキが出る、熱がある、関節が痛い、おなかが痛い、下痢が続く、やせてきた、出血しているなど、「病」はすべて病者の苦痛である。最初は苦痛がないように見えても、進行すれば「病」は必ず苦痛を伴うようになる。苦痛がひどい、あるいは大したことはないなど、その軽重に差はあるが、健康（正常）と「病」との間でその境界が不明になることはない。

「病」を得た者は、健康であった時の自分の状態を規準にして、苦痛による病んだ自分の現状を確認する。そして、何とかしてその苦痛を取り除き、元の健康の状態へもどりたいと願う。苦痛のない元の状態＝「健康」は、その人の経済状態や社会的な立場がどのようなものであっても変わりはない。生物としてひとは常に「病」から抜け出したいと思うし、「病」は間違いなく否定すべき状態なのである。

日常、病院の外来で見られる「病」の多くは〝脱出可能〟な「病」である。この場合、「病」による苦痛は〝一時的〟である。〝回復〟することが前提であり、肉体的苦痛さえなくなれば、体にも心にも傷を残すことはない。通常、多くの人は始めからその「病」が脱出可能であることを理解して「病」に対処し、「病」の果てにさらなる不幸があることを思うことはない。

一方、「病」によっては、その「病」自体や「病」による後遺症を〝一生〟引きずっていかざるを得ないものがある。そして、そのような脱出不可能な「病」の一部には、脱出不能どころか「病」の究極のゴールである「死」に至るものが含まれている。この場合、病者にとって戻れるべき元の健康な状態はすでになくなっており、ひとはこの脱出不能な「病」と共に生きるほかはない。

長い闘病は肉体的苦痛だけではなく、精神的苦痛との闘いでもある。避けがたい「病」との共存はやがて「病」に対する「受容」や究極のゴールへの「覚悟」を生むかもしれないが、人はしばしばこの不安を解消できないままそのゴールへ向かう。

それとは対照的に、ひとはそのゴールから逆照射された〝生〟への覚悟を得て、新たな心境を獲得するかもしれない。「悟るとは何ごともなかったかのように平然と死を迎えることではなく、何ごともなかったかのように生きることである」と述べたのは、不治の結核の床の中で歌を読みつづけた高名な歌人であった。〝死〟もまた「病」から脱出する一つの方法ではある。

快適な「病」の流行

さて、そのようなさまざまな「病」のなかにあって、いま「病」の定義を混乱させるような状況が出現している。日本をはじめとする世界の一部先進諸国に「流行」している〝メタボリックシンドローム〟と呼ばれる「病」である。肥満、糖尿病、高血圧、脂質代謝異常症などが個人に〝複数〟共存する状態である。極端に重い状態を除いて、これらの「病」自体に症状はない。この「病」にはそもそも抜け出すべき苦痛が発生していないのである。検査や診察などの結果、医者や看護師に数値を指摘されてはじめて「病」というカテゴリーにエントリーしてくる。

この「病」は将来生じるかもしれない心臓や脳の血管疾患に対して、確率（統計学）的にいくぶんか高い〝危険〟を保有している状態であるといえる。観念的に、病者はこの「病」から脱したいと考えるのであるが、脱したあとの生活状態、脱出の手段・目標自体がむしろ苦痛なのである。

——よく考えてみれば当然のことではある。この「病」は快適な生活、豊かな経済状態、便利な交通、飽食と美食などに依拠して生じている。病者は現在の「病」の状態を継続していたいのである。あるいは酒も減らさず、塩分制限もせず、おいしいケーキと霜降りのロースを食べ続けながら「病」から脱したいのである。誰ひとり「病」から脱出するために、マイカーを放棄し、雨の日も風の日も歩き続ける生活に戻りたいとは思わない。メタボリックシンドロームにあって、「病」の土壌はおいしいものを食べ、ゴロ寝を決め込む快適な現状そのものであり、「病」を脱して帰るべき生活とは、現在の快適な生活を否定した苦痛の生活なのである。

医療はこの病者に対して、忍耐に満ちた架空の生活へ戻ることを強いる。〝無症状〟という「病」のレベルの問題だけではなく、メタボリックシンドロームとは「病」を脱して健康な状態に戻ること自体が苦痛であるような「病」である。——どこかで「病」の定義が逆転している。このような「病」がいずれの病院の外来にもあふれている。

さらに世界の先進国に「流行」している苦痛の生じないもう一つの「病」がある。わが国では「認知症」と呼ばれるものがそれである。「症」というからこれは「病」なのであろう。認知しすぎる病気ではなく、実体は〝認知機能低下症〟であるから、この病名は少しおかしい。

それはともかく、初期の状態では自分の認知機能の低下を自覚することはあるが、進行すれば自分を病者として〝自覚〟することはない。病者にとっては肉体的「苦痛」がないばかりではなく、「病」としての自覚が生じないという意味で前述のメタボリックシンドロームと同じカテゴリーに属する「病」である。

認知機能を失った病者は「病」に対する受容や「病」がもたらす覚悟も生じないままに、肉体的な〝生〟が尽きるまでこの「病」とともに生きるしかない。この病には人生の比較的早期に発症する「アルツハイマー型」と呼ばれるタイプがあるが、多くは高齢者に発症する「脳血管型」と呼ばれるものである。はっきりした原因はつかめていないが、脳血管型のみならず、アルツハイマー型においてさえ現代の高脂肪食や高たんぱく食など、豊かな食習慣と肥満との関係が指摘されている。

〝長生き〟が最大の危険因子

〝メタボリックシンドローム〟と〝認知症〟とはともに「高齢化」（長寿）という、生物としてはじつに望ましい状態を基礎にもつ新興疾患群である。ここには〝長生き〟がこれらの疾患の最大の〝危険因子〟であるという、皮肉なパラドックスが生じている。

健康で長生きという願望を達成しようと努力すればするほど、危険因子も増大する。〝生〟に執着するほどに近づく無症状の「病」――。「健康のためなら死んでもいい」というジョークを人びとは無意識のうちに実践しているかのようである。

メタボリックシンドロームは〝観念的〟な「病」である。この「病」は将来、それはいつのことであるかわからず、実際に心疾患や脳血管疾患として発症するかどうかさえわからない苦痛のない状態に対して、確率的に危険を警告しているだけなのだ。

そしていま、この確率に恐れおののく人びとがふくれあがっている。――この確率を増加させた原因が社会の〝豊かさ〟そのものであり、進歩した〝医療〟によって獲得された「長寿」そのものであることにそろそろ気づいてもよいだろう。

豊かな生活の現状を続け、そして長寿そのものに付随して出てくる「病」の要素も甘受して、行く(生く)ところまで行ってみよう、という覚悟はどうもこのメタボリックシンドロームからは発生してこないようだ。もちろん、その依拠しているところの豊かさそのものを否定して、本気になって苦痛を伴う仙人の生活に戻るという覚悟に到達することもない。

真剣にメタボリックシンドロームに悩む人ほど、自分の置かれた押すも引くもできない状況に、不安は募ることになる。豊かさと健康を絶対に手放さず、一方で生物学的に必然の老化も拒絶して「病」からの脱出を図ろうとすれば、巷にあふれる怪しげな民間の療法に走るほかはなくなる。

健康自体を目的にした生き方は、それを可能にする社会の豊かさと不可分である。飢餓に直面している社会、政治的・軍事的に危機に瀕している社会には健康自体を目的にした考えは派生しない。当然のことながら、その健康の目標は〝長寿〟である。

ところが、わが国のような先進国において、すでに達成された長寿(高齢化)自体がメタボリックシンドロームの最大の危険因子に〝転化〟している。〝老化〟とはそのような「病」そのものを指しているといってもよいかもしれない。

元に戻ることのできない「病」＝認知症も、元に戻りたくない「病」＝メタボリクシンドロームも、〝老化〟に伴う必然的な「病」である。健康を目指してもがくほどに危険因子は確実に増大する。この「病」の持つ意味を忘れたところで語られる健康談義は常にどこか喜劇的であり、非現実的であり、そして盲信的である。ここには、健康はやがて例外なく破綻する、という生物学の基本はどこかに忘れ去られている。

「人間の死亡率は一〇〇パーセントです」——という認識は決して宗教に特別なものではない。メタボリックシンドロームは病む人の「受容」も「覚悟」も発生させない「病」なのである。

健康願望の自己実現という〝怪しさ〟

バブル崩壊後の立ち直れない日本、とはいっても、多くの人々の生活は「困窮」という状態からはほど遠いところにあるというのが実情であろう。消費は〝生活のため〟というよりは、個人の趣味や生活の向上のために向けられ、ついには〝消費自体のため〟の生活という逆転さえ生じている。

多様な生活のあり方は多様な人々の考え方を生じさせ、時にはある種の社会通念から逸脱した生き方もまた〝個性的〟という範疇でくくられる時代になっている。統一的な価値や道徳の基準が失われてみれば、社会的、人間的に「なすべきこと」「あるべきこと」の境界もまた無限に拡散し、「多様化」という「何でもあり」の時代になっている。

臨床医学とは、たしかにこのような人と人との〝出会いの場〟であり〝接客の場〟である。最近、この国に爆発的に増加している快適な「病」が多数を占めるようになった臨床の現場は、これら価値観も生活様式もまったく異なる人びとが「際限なき健康願望」ということだけには一緒にスクラムを組んで押し寄せる場所でもある。

「病者の水準に見合った医療しか提供できないな」——という思いが年々強くなってきている。〝怪〟の発生源はどうもこのへんにあるようだ。

医の章

医者がいない

医師不足の〝怪〟

医者がいなくなった。日本中の大学、地域基幹病院から、医者がこつぜんとして、いなくなった。

大学病院は医師の不足で病棟・外来のやりくりができず、出向病院からの医師の引きあげを開始。結果、大学から医師を引きあげられた関連病院は、不足していた医師不足にますます拍車がかかり、大学病院以上に病院運営に支障をきたしている。取り残された医師には、週の労働時間が八〇時間を超えないように、とか、連続三六時間以上の勤務はできるだけ避けるように、とか、ほとんど意味のない警告を発する状況になっている。

ことはマスコミのいう、婦人科、小児科、麻酔科にとどまらず、内科、外科、脳外科など、院内ほとんどすべての科に、その不足は及んでいる。

医者はとつぜん、どこに姿を消してしまったのであろうか。直接的なきっかけが

「新臨床研修制度」にあることは間違いない。しかしここではこのことに触れない。

統計によれば、医者の数はむしろ〝増加の傾向〟にあるという。医師の総数増加に関するトリックのひとつは、医者もまた国民の一人、〝長生き〟しているという事実が忘れ去られていることである。

幸か不幸か「医師」自体に定年はない。息子が医院のあとを継いで、なかば引退同然であっても、その親が「医師免許証」を返上したという話は聞かない。実際、わたしの父は九年間の脳梗塞による闘病生活を強いられたが、医師免許証の返上は死亡時であった。

齢《よわい》七〇を過ぎてなお、完全現職の医師、管理者、院長はどのくらいいると思いますか？ つまり、ライセンスベースの医師数の増加などは、医師の実働数をまったく反映していないと知るべしである。

さらに、実働ベースの医師不足の大きな理由のひとつには、女性医師の増加がある。この十数年、国公私立を問わず、医学部卒業生の約三分の一は「女性」が占めるようになってきている。

この女性たちが卒業後、男性と同じ研修義務をこなし、男性医師と同じ診療形態をもって定年まで医療に従事している可能性はどのくらいであろうか。結婚を経過して、男性医師とまったく同一の医療形態を維持できる女医、妊娠出産を経過し、育児にたずさわりながら男性医師と同じ勤務形態、診療形態をどれだけの女性医師がとっているか。

これらは「女医」の個人的努力の問題ではなく、ましてや差別的立場の見方ではなく、女性医師に対するサポート体制、家庭・家族の協力体制、より広くいえば日本社会の働く「女性問題」につながる背景を有しているのであるが、ともかく結果として、ここにもライセンスベースの医師数でもの事を語ることの間違いがある。医師の絶対数は「不足」しているのである。

医師不足に関与する要素のなかで、多くを語られることのないものがもうひとつある。それは、医療の専門分化である。以下は具体的に、どこの大学の、どこの内科ということではなく、一般的に全国どこでも、そしてどの科であっても大なり小なり生じている現象のひとつの「例え」である。

同じ呼吸器科でも、喘息の専門家は肺ガンを診ないし、循環器科で心臓の専門家は脈管疾患を診ない。高血圧や動脈硬化性疾患は循環器ではない、と豪語する先生に出くわしたこともある。

消化器科で肝臓の専門家は消化管を診ない。極端な場合、上部消化管の専門家は大腸など、下部消化管と専門を別にしている。そして細分化された、いずれの専門領域も、人不足にある。

ひと昔まえの、呼吸器、循環器、消化器というような、一般的な専門領域は学問の進歩とともにさらに細分化され、個々の医師はその細分化された領域に固定されて、進歩する知識と技術の修得に追われ、隣接する領域に手を出す時間がなくなっている。隣接する他の領域に対する医学的興味を失っているといってもよい。そして、細分化された領域はどこも、人不足である。

あるときは、「内科の先生でも医師なんだから子どもの病気でも診てもらえませんか」といわれ、またあるときは、縫合が必要なほどの外傷でも、とりあえず内科の医師に処置を求める。これらは、当直時にはしばしば遭遇する光景である。

緊急時、患者は自分の病気には専門性を度外視した医師の「一般性」を求める。他方、医師からみれば、自分の専門分野であっても技術が未熟で、結果的に患者の不利益が生じれば訴えられる時代。まして、専門外領域に手を出してミスをすれば、その善意の勇み足を国民は許容してはくれない時代である。医師はどうしても自分の専門領域に閉じこもり、身を守る体制に入る。専門性への逃避といってもよい。

かくして、医師は細分化された小さな領域に閉じこもり、どの領域にも「医師がいない」と騒ぐことになる。

他方、市民・国民として（現実の患者としてではなく）アンケートをとれば、地域基幹病院に対しては、専門の医師の充足の希望が強い。「一般性」と「専門性」の両者の要求や、患者クレームに疲れ果てた勤務医はいずれ「立ち去って」いく。専門分化に伴う医師の「拡散」は医師不足の大きな要因である。

さて、立ち去った医師たちはどこに行ったのか？

診療形態の差はたしかにありそうである。「開業」は一つの手段であるが、以前ほど多くはない。俗に「ビル診」と呼ばれる地域一等地でのオフィスビル開業も、すでに「先住民」に埋め尽くされている。結局のところ、特定の「勤務地」に定住しないフリーター医師の増加である。いくつかの病院の「外来」や「夜間当直」だけを渡り歩く医師たち――。

医師の「地域偏在」もたしかにあろう。人口が絶対的に少ない地域で「医療」はいかに存続できるか。低収入に甘んじて開業を強いる論理も制度もなく、公的病院が赤字を出しても許容してくれる自治体など存在しない。ボランティア精神だけで医療施設は存続し得ない。

これら医師の地域的偏在は「医師不足」の大きな背景因子であるが、その偏在解消が行政も、識者からも、現場医師の「労働強化」を伴う形でしか、提起できていないところが、根本的な誤謬である。

そして最後に、どこまでいっても医師が「相対的」に不足してしまう理由は何か。それは国民の「無限に増大」する〝健康願望〟にあるような気がする。「無限」に対応できる制度はあり得ないのである。

医療の限界

——医療経済破綻の〝怪〟

現代医学ではもはや、ＣＴ装置（コンピュータ断層撮影法）は診断や治療の効果判定に欠かせないもののひとつとなっている。

そのＣＴ装置だが、世界中のＣＴ装置の三分の一は日本にあるといわれている。それでも私たちは、そのＣＴ装置の〝稼働率〟をさらに高めるため、ときどき院内関係者で話し合いを持ちます。その背景には、ＣＴ検査までの予約待ち時間や日数を短縮するための医師側の要求と、すべての検査が当日「至急」でできないことに対する患者側のクレームがあります。

ちょっとした「めまい」の患者さんや、「親戚が脳卒中で倒れた」ことが不安でやってきた中年女性の「頭痛」なども、立派な脳ＣＴの「至急」の適応になります。腹部触診より腹部ＣＴのほうがよっぽど当てになるかどうかはともかく、触診だけで「大丈夫ですよ」といって、これでＣＴ検査を求めてやって来た患者さんを「納得」させて帰宅させるには、現実には相当「力」がいります。

世界中で消費される「抗生物質」の三分の一は日本で消費され、インフルエンザに有効な「タミフル」にいたっては、全世界の半分以上を日本人が使用しています。「インフルエンザが怖い」ひとは、どうも東洋の一部、日本という国に集中しているようです。

ある「先進国」での話です。熱で公立病院に〝予約なし〟で行ったが、結局、四時間待って診てもらえなかった。コンタクトレンズが外れなくなって救急病院を受診したが、九時間待って診てもらえず、結局、メガネ屋に飛び込んだ話（平成十八年五月二日、読売新聞記事。本文には「ある先進国」の名がちゃんと出ています）など、例を挙げたらきりがありません。

二時間待たされたら受付で苦情と怒声、四時間待されたら投書、結局、診なかったら院長の引責辞任――が、この国の相場でありましょうか。

あるアメリカ在住の新聞記者が腹痛（胆石発作）のため、救急車を呼び、救急病院を受診したところ、後日、救急車の代金として一万五〇〇〇円を請求されたという話が記事になっていたが、日本ではとても考えられない事態だろう。なぜなら日本では、「足がない」「下剤を飲んだらお腹が痛くなった」「二カ月前からの食欲不振」なども、救急車要請の立派な理由になるからである。どんな状況でも、救急出動自体が拒絶されることはない。しかも、もちろん無料。さすがに悲鳴を上げた消防庁が、救急出動のための「トリアージ」（優先順位）の考えを示し、実践し始めたことは耳に新しい（後述）。

ご高齢の患者さんが、非可逆的な（回復の見込みのない）末期状態（原疾患が悪性腫瘍であれ非悪性の疾患であれ）にあっても、「もしも」のときには人工呼吸器の装着を含む最大限の「救命蘇生」を希望するご家族が、いまだに多数を占めている。病棟関係者はいつの間にかこの終末期の最大蘇生行為を「フルコース」と呼び、若干の「わずらわしさ」を込めてカルテの「申し送り事項」に書きとめておくのである。

老人医療にあっては、自己負担の増額で苦しいながらも、お金がないことで医療をまったく受けられないという状況は、少なくともこの国では「皆無」である。しかし、先進国の「塊《かたま》り」とされているヨーロッパ連合（EU）の中のいくつかの国では、六〇歳以上の「血液透析」にはすでに保険適応がなく、年間数百万を要する

「自費医療」が支払えなければ〈死〉が待っているという事態がすでに到来している。

現在の日本では、「新生児死亡率」は世界的にみてもきわめて低く、学童の死亡の大部分は事故である。暴走あるいは酒気帯び運転のクルマにひかれるか、とんでもない変質者のエジキになるか、悪質なイジメによる自殺か——。もはや、悪性疾患や感染症などの「病死」は例外的といっていい。

気づいてみれば、この国は男も女も、世界に冠たる「長寿国」になった（本当はだれもこのことの意味に気づいていないようなのだが）。気づいてみれば、この国は世界に冠たる「老人国家」なのだ（みんなやっと気づいた）——。その結果、当然のことながら、気づいてみれば医療経済は「破綻」である（頭のなかで行政も医師も国民も気づいた）。それでもなぜか、国民も、医療側も、行政も、日本の医療の現状は「まだ不十分」であると感じているのである。

「行政」は本来無意味な自分の存在基盤と医師と国民に対する「許認可権限」を崩壊させないために、「医療側」は捨て去ることのできない職業倫理観と自身の経営基盤の安定化のために、そして「国民」は「いつでも、どこでも、無料で」という究極のサービスを求め、国民皆保険制度を維持しようとする。「永遠に生きる」という幻想のために、当然、どの立場、どの視点からも、医療はどこまでいっても、いつになっても〝未完成〟なのである。

無限に増大し、とどまることを知らない健康願望と、永遠の〈生〉の幻想から逃れられなければ、それに対応できる医療はどこまでいっても達成されず、やがて訪れる〈死〉は誰かが責任をとるべき不幸な事態となる。そこでは、どんな善意の医療も、結果が〈死〉であれば、訴訟と刑事告発と表裏の事件となりうる。

私たちは、私たちの国は、いったいどのような「医療」を求めているのか――。現実的に達成できる「医療の限界」はいかなるものなのかを、もう少し「ぶっちゃけた」議論を通して明らかにする〈時〉が来ているのではなかろうか。

増大する健康願望

アンチエイジングの〝怪〟

増大する健康願望の象徴《シンボル》が、近ごろ流行りの「アンチエイジング」だろうか。「アンチエイジング」という言葉にしばしば出会うようになった。この言葉に出会うたびに、わたしはいつも何となく〝違和感〟を感じている。ひとは一年の時を経れば一年老化する。生物・生命の世界に「絶対」があるとすれば、このこと以外にない。そんな摂理のなかでのアンチエイジング――。

生物としての変化をゆっくりに、あるいは止めようというのだろうか。それとも精神の在りようをいっているのか。あるいは容貌のことをいっているのか。「時」に逆らって生物としての代謝や構造を〝なんとか維持しよう〟とする多くの補充療法――。美容整形でシワを伸ばすこともアンチエイジング、カツラの宣伝にまで「アンチエイジング」をうたうものまで出てきた。すぐそこに民間療法営業部と民間信仰団体が待っているような気がする。

恐れることは、ものすごい勢いで高齢化が進む社会にあって、かならず訪れる「老化＝エイジング」に対して、このアンチエイジングなる言葉は、人びとを麻酔してしまい、エイジングに対する心の準備を失わせているのではないか、ということである。

臨床の現場にいると、この「エイジング」に対する自覚と、間違いなく進行する「エイジング」への心の備えが失われており、そしてそれに端を発するトラブルが多いことを実感する。

無限に拡大する国民の健康願望は、じつは現代日本の医療の問題の根幹であり、それはどうも「アンチエイジング」という表現と隣り合わせのように思われる。いつまでも若くいたい、いつまでも健康でありたいというアンチエイジング願望や健康願望は、いつの間にか〈死〉に対する〝リアリティの喪失〟という現象を形づくっている。

ムダな抵抗とは言いません。しかし歳とともに増す見識、経験に裏打ちされた言動、年季の入った容貌――。こうした「エイジング」によってしか得られない「美徳」というようなものは間違いなく存在すると思うのだが。

医療制度改革──異なる意識の〝怪〟

ここに、ある全国紙の「医療」に関する全国の「世論調査」の結果がある。そこから導かれるいくつかの問題を指摘したい。

「いまの日本の医療でもっとも不満に思うこと」

──という問いに、四割以上の国民が「薬漬け」と答え、不満回答のなかでもっとも高い比率を占めている。この回答は、「国民」が薬剤というものに対して、健全かつ常識的な意識を持っていることの反映と思われる。このかぎりにおいて、この回答の導く結論は、「薬漬け」医療は診療側の不健全かつ非常識な医療行為の結果である、ということに帰されることになる。

ところで、次のような状況を「患者」はどう判断されるであろうか。

来院した患者が診察を受け、その結果、医師は「何の治療も不要、このまま経過観察でよい」と判断し、検査も治療もせず帰宅させたとき、患者はその医師の専門家としての判断を高価で最良のものと考え、納得してくれるであろうか（実際、そのような患者は、たとえば「かぜ症候群」で受診した患者の大半を占める）。現場で見るかぎり、「医師は何もしてくれなかった」と感じる患者が圧倒的に多い。「投薬」では納得するが、医師の「判断」のみに納得する患者は例外的である。

ここには「国民」の一人として医療を考えたときの健全な思考と、その国民が一人の患者になったときのギャップが示されている。「薬漬け医療」は、じつのところ、このような患者としての心理的な動機にも大きな基盤を持っているということが、マスコミにも「国民」にも意識されていない。

「病院の機能分化」に関して、「紹介状がないと初診料が高くなる制度」についてでは、じつに六割以上の国民が「病院を自由に選びにくくなる」との理由で反対している。

「医師」ではなく、「病院を選ぶ自由」とは何を意味しているのであろうか。

ここには最初の問いに対する回答とは反対に、「カゼでも不安にかられて大病院へ」という、患者としての動機が強く出ており、そのような患者としての動機による行動結果が「医療経済破綻」の大きな要因になっているという、「国民」としての常識的判断は見られない。

後述するが、大病院における「三分診療、三時間待ち」の医療は、しばしば病院側の問題として提起される比喩《ひゆ》であるが、診療側はヒマをもてあまし、のんびりかまえて診療しているわけではない。この比喩は、一人一〇分間の診療をすれば、患者の待ち時間はさらに三倍に伸び、一日に診療できる患者数は三分の一に減り、病院経営上からは「医療費を三倍に増やして欲しい」という要求に結びつく、という現実的な問題をひき起こす。

こんな「視点」は当然のことに、マスコミにも国民にもない。「三分診療」問題は、じつは大いに患者側の問題かもしれない。

医療に生じている諸問題はいまや、行政、診療側のいずれにとっても明確である。「国民」としての冷静な分析が、自ら患者になったときの弱者としての動機を乗り越えて、共通の問題意識に至るかどうか、「医療制度」の改革はこの点に大きく関わっている。

診療時間

三時間待ち・三分診療の〝怪〟

さて、その「三分診療・三時間待ち」の問題である。

よく叩かれていますね、新聞やテレビで。「三分診療・三時間待ち」——。

この伝でいくと、日本中の病院やお医者さんは全部悪者である。待たせるだけ待たせてロクに患者さんの話も聞かない、診察もしない。患者さんは、言いたいこと、訴えたいこと、いっぱい胸の中にためてきたのに……。

一方、そのとき診察室の中では……。お医者さん（わたしです）、まず朝一番にその日の予約患者リストを見てガックリ。今日も午後二時半までびっしりと「予約」が入っている。一人一〇分、一時間で六人。昼食・休憩などもちろんなし。

ところが、病院の外来は予約患者さんだけではすまない。急に具合が悪くなった人、自分の予約日に都合の悪い人などは当然「予約外」でやってくる。病院に初めてかかる「新患」の患者さんの大部分も「予約外」だ。

「予約」の患者さんの合間にこれらの「予約外」の患者さんをパラパラと散らして診察すれば、「予約」患者さんの約束の診察時間に「遅れ」が生じ、その「遅れ」は次第に大きくなってくる。その結果、「待たされる」「予約時間どおりに診てもらえない」という苦情がよせられることになる。一方、「予約外」で飛び込んできた患者さんは、「予約」の患者さんに「邪魔」されてすぐには診てもらえない。すると、「具合が悪いのに待たされた」という苦情が殺到する。

どうする？　一〇分の診察時間を短くするか（三分診療にするか？）、「予約」の患者さんにも「予約外」患者さんにも、「待ち時間」を等しく延ばすか。結局、その二つの折り合いを適当につくりながら、午後おそく、予定よりもかなり遅れて外来診察を終了することになる。

すべての患者さんの診療に「予約制」を採っている病院では、初診までの期間が一週間、ときに一カ月というような病院も出てきております。もちろん、先進諸外国の「待ち時間」（というよりも待ち期間）はだいぶ以前からこれくらいになっているところも少なくありません。

当然のことながら、診療を終えた医者はそれからもひと仕事が待っています。依頼された診断書や証明書の作成、紹介状の返事などを書いて自分の医局へ戻り、昼食を食べ終えるとすぐに夕食なんていう幸せ（？）もしばしば味わえます。もっとも、ほとんどの外来日は昼食抜き、夕食は夜食の時間ですが……。

さて、こんな状況のもとで、毎回、患者さんの話をじゅうぶんに聞き、質問に答え、病像をていねいに説明し、医師も患者さんも納得のいくまで診療を行なうと、どういうことになるでしょうか。

わかりますよね。「三〇分診療・一カ月待ち」という事態が出現します。その結果、当然のことながら一日に診察できる患者さんの数は激減し、またまた当然のことに病院経営上、「医療費を五倍、一〇倍にしろ」との声が拡がります。一日に診察できる患者さんの数が激減すれば、病院が経営できなくなるのは自明のことです。「三分診療」だから「三時間待ち」ですんでいたのか、と考えてみたことはありますでしょうか。もちろんこれらの話は「例え」の話ですが、実態はさほど変わりません。診察室の中では、診ても診てもさばききれない患者さんの山で、医者も「ひっちゃき」なのです。

こう考えてみると、「三分診療・三時間待ち」の本当の問題は何でしょうか？

「三分診療」の問題の解決をはかると、「三時間待ち」はもっと悪くなるかもしれないという現実。あなたをていねいに診察するということは、あなた以外の患者さんをより長く待たせるかもしれないという現実――。どうも患者さんである「あなた」がこの問題の本質を理解しないと、「三分診療、三時間待ち」の問題は解決しそうにないのです。

病院の玄関をくぐると、人っ子（患者さん）ひとりおらず、ただちに受付、待ち時間ゼロでただちに診察。患者さんの訴えに三〇分でも、一時間でも付き合ってくれる診察医――。そんな状態でやっていける病院など、この文章を読んでくださっているみなさん、そんな病院を日本で想像することができますか。さらにそんな病院を信じて通院することできますか？

一人三〇分で午前中六人、午後四人だけの限定予約診療。「あとは来週にしてくれ。予約外患者は診ない」――。そんな外来、わたしも一生に一日だけでもやってみたい。

「三分診療・三時間待ち」のどこがいけねぇ？

救急車利用

三分の二が歩いて帰る〝怪〟

さて、話は救急車利用についてである。救急車が「救急患者を病院に搬送する」という当たり前のことが、この十数年来問題になっている。

東京都内の救急車の出動件数は一九九八年に五〇万件を超え、二〇一〇年には七〇万件を超えた。単純計算上、五〇秒に一回、都内のどこかで救急車が出動していることになる。

だいぶ以前の統計であるが、一回の出動に要する費用は「四万五〇〇〇円」になることが報告されている（二〇〇二年救急事業決算）。救急患者をすみやかに救急病院に搬送するためにその搬送体制を整備していく、ということに、異論の出る余地はない。

問題は、毎年一万件以上の割合で増え続ける救急出動の理由が、本当に「救急疾患」に対応したものであるかどうか、ということである。

わたしの勤めている二次救急担当病院への搬送患者の大半は、通常の「外来」で対応可能な疾患や病態である。一部ではあるが、明らかにタクシー代わりの「足」としての利用もみられる。独居老人が増加するなかで、「足」がないことは患者の側からすれば立派な「救急出動要請」の理由になるかもしれない。しかし、本来の姿ではなかろう。

現場で見るかぎり、救急利用の動機も年々「軽症化」してきている。「何となく調子が悪い」「二カ月まえからの胃のムカムカ」、最近では「三日まえからの下痢」なども、立派な救急車要請の理由である。

東京都全体でみれば、救急搬送でそのまま入院になるのは一〇パーセント以下、わたしの勤めている病院では、一部三次救急患者さんを扱っていることもあるが、それでも入院は搬送患者の三〇パーセントを超えない。逆にいえば、「救急車」でおいでになった患者さんの三分の二以上が、「歩いて」お帰りになっているということである。

東京都では救急患者の救急度について、「救急」「準救急」「低救急」「非救急」に分類し、相談コーナー（＃７１１９）を設けて「自力受診可能」な患者に助言している。それでも現実には、五〇パーセント以上の救急要請患者は「低救急〜非救急」である。

さきに、アメリカ在住の新聞特派員が胆石発作のため、救急車で病院へ運ばれ、後日、日本円で「一万五〇〇〇円」を請求された話が記事になっていたことを、紹介したが、州によっては、その三倍以上の額を請求をされることもあるという。アメリカ的感覚にしたがえば、お迎えの救命救急士付き、信号無視で病院に直行の救急搬送がハイヤーよりも安い理由は「ない」のである。

わたしの見るところ、「足がない」「夜が人びとを不安にする」「過剰な健康情報によって引き起こされた不安」は、軽症者の救急車要請の大きな動機である。行政上の経済的理由で救急搬送の「有料化」の議論が本格化する前に、「国民」がその利用をめぐって理性的な「自己抑制」に至るかどうか、それが試されている。

医療費

日米格差の〝怪〟

救急車利用にかぎらず、日米の格差に「医療費」がある。

いまアメリカの議会で問題となっている、いわゆる「オバマケア」は、現在の医療保険制度*を改革して、全国民が医療保険に加入できるようにしようというものだ。わが国には「国民皆保険制度」があって、治療費は基本的に七割を国が負担してくれる。

その医療費の日米格差ということで、想い出すことがある。

ある女性患者さんがアメリカ西海岸に、三泊四日の旅行に出かけたときのことである。

出発前の外来受診のとき、すでに軽い風邪の症状があったが、すでにお金を払い込んでしまっている団体パック旅行を、「いまさらキャンセルしたくない」との希望もあり、少し無理かもしれないと思いながらも「ゴー（go）」の判断をしてしまった。

現地へ着いた最初の日、発熱、脱水、時差ボケも重なって、とうとうダウン。添乗員に連れられて、ホテルで紹介された近くの開業医を受診した。そこで点滴を二本、セキ止めのシロップ、カゼ薬三日分(九個の錠剤)をもらって四時間後にホテルに帰室した。

さて、その診療所で支払った医療費は日本円に換算すると約一〇万円。結局、彼女は楽しみにしていた観光もできず、まる三日間をホテルのベッドの上で過ごし、帰国した。なんのことはない、飛行機代を払ってアメリカの開業医を受診しに行っただけである。微熱と軽い咽頭痛での初診時に「ストップ(stop)」をかけるべきであったか、しばし後悔の念がわたしの頭から消えなかった。

この患者さんはある難病で、わたしの外来を定期的に通院してきている。検査、治療に関わる医療費は公的医療費補助制度のおかげで、自己負担は当時ゼロであった(現在は彼女の収入に応じていくらかの自己負担があるようである)。

帰国後の診察室で、彼女は「大きなカルチャーショックでした」といっていたが、アメリカの一〇万円がショックなのか、日本の「ただ」がショックなのかは聞きそびれた。おそらくは、両者の極端な「ギャップ（gap）」に対してであろう。このようなことがなければ、自分が受けている医療のありがたさを改めて考えることもなかったであろう。

ちなみにこの彼女、出発前の成田で疾病保険に入っており、帰国後、先方の領収書の添付で支払いの全額が戻って、一応めでたし、めでたしであった。

紹介状を持参せず、風邪で直接来院し（予約患者に割り込み）、待ち時間が長い、医療費が高い、とクレームをつける「ぜいたく患者」を見るにつけ、医療と医療費に関わる日米の格差、医療費に対する常識の格差に絶望的になる。

＊アメリカには、公的医療保険制度として、高齢者・障がい者向けの「メディケア」と、低所得者向けの「メディケイド」があるが、国民皆保険制度は採用していないため、一般の国民は民間の医療保険に加入することになる。しかし、保険料が高額なために、支払いが困難な中・低所得者など、全米で五〇〇〇万人（国民の六人に一人）が無保険者となっているといわれる。

医薬品開発ラッシュ

「円」海外流失の〝怪〟

もうひとつ、これは「薬漬け」医療とも関連するが、医薬品の新製品について、この一〇年ほどの間に考えさせられたことがある。

それは一つの医療の専門領域における同効、類似の新製品が各社からいっせいに販売されることである。なぜこんなに短期間に各社からいっせいに同効の薬品が発売されるのだろう。

わたしの記憶によれば、最初のこのような傾向は「スタチン系」と呼ばれる「脂質代謝改善剤」に始まっている。その後、同効、同種の薬剤のいっせい発売はARBとして分類される一群の「降圧剤」、次いで二種の異なる降圧剤を一錠にあわせた降圧剤の合剤、最近ではDPP4阻害薬として分類される「血糖降下剤」、そして「ワルファリン」に取って代わろうとする「抗凝固系薬剤」が続いている。関節リウマチの治療薬である「生物学的製剤」も、これら一連の「でるわ、でるわ」の薬品分類に加えてよいかもしれない。

もちろんこのような背景には、これらの薬剤を「消費」するたくさんの消費者（患者）がいることは前提であるが、ほんのわずかな製品特長の差などからみて、同時いっせい発売にも似たそのタイミングは、〝異様〟である。どうしちゃったんだろう。

外資系製薬メーカーだけではなく、業務提携、販売契約、委託販売などを介した国内製薬メーカーもわれわれへの売り込み窓口ではあるが、しかし開発のほとんどは海外製薬メーカーである。ほんの少しの国内製薬メーカーに利潤の「おすそ分け」をしながら、日本のすぐれた「国民皆保険制度」を通じて膨大な「円」が海外製薬メーカーに吸い取られていく構造である。合併による国内製薬メーカーの海外製薬メーカーへの系列化とは、この「吸い上げ」ルートの整備のことである。

さて、次々に販売されてくる同効、同種の薬剤効果のことである。各販売メーカー、そして問題は、その宣伝に一役買っているその道の専門家たちは、それぞれの製品の特長と適応、禁忌《きんき》をとうとうと解説してみせ、他社製品との微細な〝差異〟を指摘してはみせるが、どの製品が臨床的にもっともすぐれているのかという、順位づけは決してなさらない。

他社製品との〝差異〟を声を大にして売り込むメーカーが優劣を宣伝に用いないということは、結局、臨床的有効性に大差はないということであろうか。それを客観的に示してみせるはずの学会レベルの専門家たちが、これまた口をそろえて各社製品に平等に「よいしょ」である。もちろん製薬メーカーが自社、他社製品の効能効果の「ガチンコ」の比較試験など計画するはずもない。

かくして、専門家たちも国民皆保険を利用しながら、「円」を海外に運んでゆく〝歯車〟となる。

日本の医療は技術で勝ってビジネスで負けている、とよくいわれる。実際、医薬品、医療機器は二〇一一年度で約三兆円の輸入超過であった（二〇一三年五月八日付、読売新聞による）。高齢化で「医療費」が膨らみ続けていることは衆知の事実である。それがよいことであるかどうかはともかく、ふくらみ続ける国民医療費の恩恵が国内製薬メーカーの利潤を介して「国民」に還元されていない、という言い方もできる。

このふくらみ続ける医療費の大半が、直接的には外資系医薬品メーカー、間接的には業務提携・委託販売をまかされた国内メーカーを介して、「円」を海外に〝流出〟させていることを認識しておきたいものだ。

破綻しつつあるとはいえ、豊かな国「日本」の国民皆保険制度は、じつは海外製薬資本にとっても、その〝維持〟が求められている制度なのである。

高額医療

――死の転帰の〝怪〟

ひとり当たり、一カ月に数百万円を超えるような「高額医療」が、毎年、増加しつづけている。医療技術の進歩、遺伝子工学的な技術を背景に開発された「新薬」の使用などが、その背景にある。

高額医療の多くは、心筋梗塞などの循環器疾患、白血病などの血液疾患、さまざまな臓器における移植医療などに関係している。また、高額医療には「終末医療」としての側面もある。

ところが、この高額医療を受けた患者さんの多くが、「死の転帰」をとっているのである。

某日の全国紙の解説記事によると、高額医療には「医療機関が出来高払い制度に安住している結果ではないかとの疑念がつきまとう」と書いている。さらに、「医療の高度化を錦の御旗にすれば医療費は際限なく膨らんでいくので、その実態分析を通じて医療費の適正化を模索すべき」とも書いている。

どうやっても、医師、医療機関を高額医療の責任の〈主〉にしないと話が進まない論調である。ここには、そもそも高額医療の実態は、医療現場において医師たちが医療行為のすべてに手抜かりなく行なうことを強いられていることの反映である、という視点が抜けている。

ある病院での話である。九十二歳のおじいちゃんが心筋梗塞で入院した。医師たちはあらゆる手段を尽くし、合併症を治癒させ、リハビリを行ない、その結果、このおじいちゃんは歩いて退院していった。約二カ月にわたる医療費の総額は、四〇〇万円強であった。

しかし、これに関与した医師に、「出来高払い」だから「やる」という意識もなければ、やったところで自分たちの給料が一円でも「上がる」という事実もない。また、病院からそのような「最大限の医療」を強制されているわけでもない。逆に、患者の社会的条件（年齢や立場）によって、医療行為を「手抜き」（分けへだて）する意識もない。

――議論をつき詰めたとき、医療者のこの「意識」こそ、本当は問題になるのであるが、ここでは論じない。

しばらく前のことである。ある血液疾患で、「出血」の止まらない患者さんがいた。その時点での医療水準に照らして、なされるべき医療行為はすべてなされたが、結果は不幸な転帰〈死〉であった。

後日、患者さんのご家族からのクレームがあった。ある薬剤がその患者さんに未使用であったことに、「納得がいかない」という。その薬剤はきわめて高額であり、かつその病気の特殊な病態にのみ「保険適応」があるが、当時の状態では適応がなく、使用すべき医学的根拠もなかった。

患者さんの側は一縷《いちる》の望みがあれば、高額であれ、保険適応外であれ、最大限の医療を求めてくる。その結果、医療現場で施行されたそのような医療行為は「適応外使用」というかたちで支払い者側の団体から「査定」され、結局、その医療費は病院側の持ち出しとなる。

先日も、先天性心疾患の子どもさんが「心臓移植」を受けるために、アメリカに旅立っていった。想定される費用は、一億五〇〇〇万円――。大部分は募金・寄付で集めたとのことであった。

「人のいのちは金で買えない」という。かけがえのない「いのち」は値段がつけられないほどに高額である、という意味であろうか。もちろん、ここまでの高額医療に、わが国家は「見向き」も、「関与」もしない。もう少し低い天井の部分で「制限」を設けようとしているのであろうか。

他方、「タダがよい、安いほどよい」という医療に対する国民の強い希望は、患者の乱受診を生みだし、「乱診」によってのみ成立する病院経営をつくりだす。結果として、国家レベルでの医療費全体の押し上げが生じる。

その一方で、最先端の高度（高額）先進医療を望む国民。安価な医療と最先端・高額医療の両者を望む国民——。にもかかわらず、安価な医療でも、「ミス」のときだけは、いのちは「地球よりも重い」ものに変身する。

医療費、医療の利便性、医療の質をすべて満足するような目標設定や願望は、国民が世界に冠たる長寿国になったいま、冷静に再考してみる必要がありそうだ。

医療経済をめぐる議論では、いつも国民一般というマス（集団）と、国民の一人が具体的に患者となったときの思い、それを全体として統括しようとする官僚の本音と建て前がゴチャゴチャになっている。それを解きほぐすためには「本音」で語るしかない。

ところが医療のなかで、どうもこの「本音」が語りにくいのです。これは医療の本質かもしれません。そしてそのなかに、「人のいのちは地球よりも重い」という、あらゆる本音を断ち切るような「絶対論理」が覆いかぶさっているようにみえるのです。

制度設定

木を見て森を見ずの〝怪〟

いま、「高額療養費制度」の改正が検討されているが、一つの「制度」を新たに設けようとするとき、関連する既存の制度との間の「整合性」を考え、その矛盾点を指摘・検討することは重要である。新たな制度をつくることによって、より重大な問題点が出現するのであれば現場に混乱をもたらすだけである。

他方、制度的一貫性や作成過程上の手続きの〝完璧さ〟のみを求めるだけの議論もまた、不毛である。

「○○をやったならば××との関係はどうなるんだ」「○○をやるまえに××という手続きをとるべきではないか」というような、否定を前提にした議論に傾くのがわれわれ日本人の議論の特徴かもしれない。国政レベルから病院内の議論まで、共通してみられる討議の特徴である。

議論が矛盾の指摘合戦におちいって硬直化するのは、現在の政党政治をみれば一目瞭然である。こうしたなかで求められているのは、矛盾をよく理解したうえでの「許容」の広さである。止揚《アウフヘーベン》というほど、高尚なことではない。

価値観が多様になり、「何でもあり」の考えと、基準になるべき道徳や倫理が無限に境界不明になるなかで、個人・政党の論理のみ「絶対不変」のものとしてとらえられると、自分の木がたかだか森の中の木の一本でしかない、という視点を忘れる。一本の木への「しがみつき方」が異様に強いのが、価値が多様化した社会の特徴かもしれない。

この整合性徹底追求型の議論は、追及する側にも追及される側にも、その議論の過程で必ず何ほどかの作為・虚偽を発生させる。全面的否定ではなくとも、二つの制度の間の矛盾点を指摘することは、どんなに正当に見えても、相当に自覚的でなければ、多かれ少なかれ「木を見て森を見ず」の愚かさを冒している。もしその細部にこだわったなら、総論はいかに達成されるのか、というような、「肯定」を前提にした議論を心がけたいものである。総論そのものの「相対化の視点」といってもよい。

最近のわが国の国会内で、政権党と野党との間に生じている「消費税論議」や

「選挙制度論議」をみていると、まさに目的を見失った〝手続き論議〟の典型であるようにみえる。はじめから結論の出ない、そしてよく考えてみれば、どちらにも正解のない手続き論議を延々とくり返している。手続き論議を進めれば進めるほど、自分の側の論理的整合性を整えるために、「小出しの補足」「揚げ足とり」「虚偽的な前言撤回」をお互いにくり返すことになる。そしてその結果、「何も決定できない」という堂々めぐりに帰着する。

極端な例ではあるが、アメリカでは連邦政府が認めていないような、たとえばマリファナの使用や同性婚などの「制度」を州政府が認めるような場合さえある。こうした例では、国家の制度と地方自治との間にどのような整合性（一貫性、統一性）を持たせているのであろうか。

どうも、その整合性自体をめぐる議論がどこかで保留にされたまま、目的（総論）達成のために「各論」の運用を開始してしまう、ということのようである。整合性をとること自体を自己目的化していない、ということが相互に理解・合意されていて、そしてさらに、その後の制度の「変更」ということに対する〝柔軟性〟もまた、相互に担保されているということであろうか。

卑近な例でいえば、賭博《とばく》を認めていないわが国で、白日のもとでのパチンコ景品の換金制度など、「整合性」を保留したままの制度運用は、わが国でもやろうと思えばやれるんだよねぇ。

足るを知る
経済依存の〝怪〟

話はかわるが、平成二十四年末、政権が替わって経済政策が大きく変わった。前政権時代までのデフレ不況に歯止めをかけるために、大きくインフレ政策に踏み出したようだ。——多くの識者、マスコミがそのように報じている。

経済、とくに世界経済との関係を考慮しながら、一国の経済のあり方を決定していくことは、たいへん困難な時代にきているようだ。デフレ政策のもたらしたものは全体として、円高・ドル安である。その結果、輸入業者に有利、輸出業者の不利、という状況を生み出した。

円高・ドル安によって石油が安くなれば、工業が栄える。しかし、栄えた工業で生産されたものを輸出に回せば儲けは少ない。逆もまた真なりで、輸出がよくなる一方で、代表的には農産物を中心にした国内生産農家のダメージが増える。

デフレ——。物価の下落、賃金の漸減、儲けは少なく、大金持ちは生まれない。

薄利多売、いわば平衡状態で、結果、全体としてジリ貧の国家経済となる。しかし、人びとの生活水準向上の要求はますます強く、経済的な「平衡」「安定」は決定的な不満材料となる。ましてや「利潤」そのものを目的とした「金融業界」、「企業」の不満はさらに大である。そして金が儲からなければ、税収も増えない。税が増えなければ、国民の要求に応える財源は捻出できない。

インフレ——。金あまり、浪費、物価上昇、バブル、成金、生産の拡大を生む。時代はさらに「物」の売り買いによる儲け・損失の問題だけではなく、「お金」そのものを売り買いすることによる世界的な投資・投機がむしろ経済を支配し始めている。物価の高騰より賃金上昇が上回るかどうか、国家の税収の増加に反映されるような企業の収益や個人の収入増があるのか。

誰がどの団体、どの組織の利益を代表しているのかとともに、その利益代表者はどの程度に経済的損害負担者を考慮に入れているのか。

〈デフレ派〉対〈インフレ派〉、〈円高派〉対〈円安派〉——。一方を主張すれば、他派はその「矛盾」を突くだけの議論に終始している。

脳（能）のない議論と、脳（能）のない報道——。マスコミが記事にしているのは他方の被害のみである。被害を受ける立場をもって「国民の目線」といってはいるが、いったいその国民の目線にどれほどの絶対性があるのか。デフレの目線はインフレ目線で批判され、その逆もまた真なりである。

庶民の代表とはいったい誰をさしているのか。一人のサラリーマンはいまや、一方でマネーゲームに手を出す中流投資家でもある。そして、息子がベンチャー企業で働く生産農家……。さらには、石油エネルギーを大量に必要とする会社の生産品のほとんどが輸出用産品である。しかも、農協は反対、経団連は賛成のＴＰＰ——。

全体としての「much better」は、各パートをみれば「all or none」の選択になってしまう。おそらく一国経済の「much better」は、世界全体を経済的に俯瞰《ふかん》すれば「all or none」の国家の色分けになってしまう、ということがいえそうである。

——たしかに、たいへん困難な経済のかじ取りを、政治は求められている。

じつは、このような素人の経済印象を書くにはきっかけがあった。

毎年、年初の全国紙には、その年の経済、金融の専門家、企業の管理者たちに経済動向を予測させる記事が出る。やれ、年末の日経平均株価は、やれ、景気の動向は、やれ、物価は……といったようにだ。

ところが、その予測を年末になって思い出してみると、どうも、当選の確率は年賀ハガキのお年玉切手シート程度である。専門家たちがよくもこう「外す」ものだと思う。ノーベル経済学賞受賞者のもっとも多い国の経済が「世界でいちばん悪い」という皮肉があるが、大局的（マクロ）な経済動向については〝専門家も素人もないのではないか〟という印象をもつのである。

たしかに考えてみれば、「バブル崩壊」とは日本中の企業、金融の専門家たちが、自分の本職である「モノ」と「お金」のやり取りをめぐって、誰ひとり事態を予測できず、修正のきかない過ちを犯し、結果、「政治」で救出してもらった、ということではないのか。バブル崩壊を予測し、大儲けをした銀行家・投資家はいないのかという、皮肉な疑問を呈したいのである。そうした経緯をふくめて、あまりこれらの「専門家」の言説を信じないほうがよいな、という実感をもつのである。

だいぶ以前のことになるが、地球温暖化、炭酸ガス排出の問題をめぐって、環境ジャーナリストの枝廣淳子《えだひろじゅんこ》さんが「足るを知る経済」ということを記していた。その著書のなかで彼女は、「有限な地球上で無限の成長をめざす」ことの経済的な矛盾を突いていた。

独裁者も餓死者もいなくなったこの国で、私たちは何に向かって「経済の方向性」を決めていくべきかというよりも、いかなる経済的繁栄の「水準」を経済政策のゴールラインとするのかという、大きな〝視点〟が論じられない。

ただただ「増殖」すること自体が目的の経済依存症の専門家や、あまり当てにならない経済政策論者の議論の意見に巻きこまれ、この人たちと土俵を同じくしないようにしたいものだと思う。

デフレ支持であれ、インフレ政策支持であれ、円高・円安のいずれの待望論者であれ、冷静に考えてみれば、「儲ける」ことだけを目的にした〝方法論〟の議論であって、両者に欠落している視点は「足るを知る」という、人間的視点の欠如ではないかと思う。

信頼関係

10秒で決まるという〝怪〟

話を「医療」の問題に戻そう。

医師が「病歴」を取るとき、患者の態度が診断に影響を与えるだろうか――。この興味深い点について、ある報告がある（国際 Bioethics Network No.14）。

調査は同一のプロの女優を患者に仕立て、一方で感情を表に出さないビジネスライクな保守的な女性（第一）を演じさせ、他方で鮮やかな服に宝石を身につけ、感情あふれる芝居がかった女性（第二）のそれぞれを演じさせた。

結果は、参加した内科医の五〇パーセントが、第一の女性に「胸痛」の原因が心疾患にあると疑ったのに対し、第二の女性には一三パーセントの医師しか、心疾患の疑いをもたなかった。

このことから患者は、自分の症状を大げさに訴えるよりも淡々と訴えるほうが医師に真《ま》に受けてもらえそうであり、医師との良好な関係をつくるには少しばかりの患者の努力が必要である、と結論している。多くの臨床家には思い当たることがあるに違いない。

「不定愁訴」という医学の言葉がある。この場合の「不定」は、「多彩」「多種多様」という意味である。頭も痛い、手もしびれる、胃腸の調子もおかしい、胸も重苦しい、顔もほてる、夜も眠れない……などなど、それこそ多彩である。

一般に不定愁訴の患者さんは、よくしゃべる。医者は話の間に割り込めない。結局、あまりの症状の多彩さで、医者は病気の的を絞れない。そして、何の根拠もないままに、このような患者さんはある種の「心の病」ではなかろうか、と考えはじめる。あるいは年齢が合致していれば、「更年期」と呼ばれるホルモンバランスに由来する病態で、臓器に限局した「内科疾患」ではない、と考えはじめる。

「これはおれの担当領域の病気ではないな」――。この想念が浮かんだとき、内科医はその裏にある本当の内科疾患を見逃す。

「不定愁訴」は医師に真に受けてもらえない可能性のもっとも高い症状のひとつであるが、医師がもっとも「真の病気」を見落としやすい症状のひとつでもある。

さて同じ状況は、患者の側から医師を見るとどうであろうか。

あらゆるタイプの患者さんに「真に受けて」もらえる医師とはどのようなものであろうか。ラフな服装のほうがネクタイ姿の医師よりも話しやすく付き合いやすい、という患者さんがいる一方で、だらしない格好の医師には診察して欲しくない、と心のなかで服装に対する規律を求めている患者さんがいる。

多くを語る医師は、通常、患者に良い印象をもたれるが、話し方、説明の仕方によっては、医師の軽薄さを感じさせてしまうらしい。寡黙《かもく》で、どっしりした医師のほうが評判がよい場合もある。

患者にとって、厳しい表現、断定的な言葉つきは、医学的に正しくとも患者から忌避される傾向にあるが、自分を託すに足る「ピシッ」とした言葉つきの医師のほうが、ニコニコ医師よりも信頼を得ることもある。

ひとは見た目が九割。患者と医師の関係（相性と呼んでもよい）は、患者が診察室に入ってきて「一〇秒で決まる」ともいわれる。

毎日病院を訪れる多数の患者に対応できる医師の態度の「画一化」はむずかしい。ここでは単に医療技術や医学知識の問題ではなく、医学・医療以外での、医師の人間・人生経験が関係しているようにみえる。

最近「接遇」という表現のもと、医療職の、患者さんに対する「接客マナー」の講習会がしばしば開催される。たしかに、接客技術の問題もあろう。冒頭の外国事例は、広い意味で、患者の側の医師への接遇の失敗例である、ともいえるかもしれない。

位置関係

顔を見ないという〝怪〟

以前、アメリカでのある臨床研修のときに外来診察室で気づいたことである。ただ、アメリカのすべての病院で以下のことが一般的なことかどうかはわからない。その研修病院は州でも一、二を争う高度先進医療を提供する大病院であった。

外来診察医と患者の「位置関係」が日本と違うのである。日本の場合、医師は机に向かい、机の上のカルテやパソコンで患者の話を〝背中〟で聞きながら記載を進めていく。患者は机に向かっている医師からみて右、または左後方四五度くらいの場所に座っている。医者は診察するときだけ、回転するイスでクルッと患者のほうへ向きなおる。このときだけはさすがに「face to face」になる。そして診察所見を書き込むとき、再び患者に半分背を向けてカルテ、パソコンに向き合う。

この一連の作業中、できるだけ顔を上げて患者のほうへ向きなおり、再び、三度イスを回転させてカルテやパソコンに向かえばよいのだが、どうしても指を動かしながらカルテに向かって患者と応答を始めてしまう。それゆえ、「患者の顔も見ないで」、という患者のクレームは、じつに当然のことと思う。

一方、アメリカの外来診察室ではテーブルをはさんで、医師と患者はお互いに前方四五度くらいの位置に対座していた。イスがそのように配置されていた。医師はテーブル上のパソコンの斜め前方に患者の顔が見えるので、手を動かしながらの「チラ見」であっても、いちおう「face to face」になる。患者は机に対して平行に座るので、机をあたかもヒジ掛けのように利用していた。

以前、リウマチ専門外来として独立した診察室を与えられたとき、これをきっかけに、この位置関係を日本式からアメリカ式になおしてみた。

しかし、この試みは三カ月もしないで終わった。とにかく患者さんが落ちつかないのである。医者にジッと見られると、口がうまくまわらないらしい。問診の聴取が尋問みたいな感じになってしまったらしいのだ。

診察が終わって帰っていくとき、わざわざ、イスの位置を机に向かう方向になおして退室される方まで出てきた。おまけに診察がやりにくい。アメリカのようにひとり三〇分の予約時間が取れれば、テーブルの反対側に回り込んで、患者側に移動しての診察も苦にならないが、ひとり一〇分、流れ作業でこなしていかなければならない日本の外来診療では、診察のたびに席を立って移動などできない。

医師と患者の関係にかぎらず、日本人の場合、「一対一」の会話でも、あまり相手の顔を正視しない。よく「相手の顔を見て話しなさい」とはいうものの、凝視することはなく、お互いにたくみに視線を外している。相手の目をしっかり見て、凝視するような会話に日本人はなじまないような気がする。日本人が「外人」と話をするとき、ゆえなく射すくめられるような感じがして、ものおじするような態度になってしまうことの理由は、このへんにあるような気がする。

キスシーンでの、目と目を見つめ合った男女の会話と立ち振る舞いは、いまの若い人ではわからないが、ふつうの日本人の生活のなかでは成立しない位置と距離である。

ましてや、患者が医師のなかに「権威」を見てしまう日本の医師・患者関係のなかでは、医師に見つめられた患者が〝萎縮〟してしまうのはやむを得ないことなのだろうか。半分医師の背中を見ながらの会話くらいがちょうどよいのでは、と居直っている次第である。

病の章

不治の病

――メタボの〝怪〟

世のなか、「メタボ、メタボ」の声一色である。

肥満、糖尿病、高脂血症（いまは高いほうばかりでなく、善玉コレステロールが低い異常も含むので「脂質代謝異常症」という）、高血圧……など、これらの病気は総称して「生活習慣病」と呼ばれる。

どういう生活習慣かといえば、単純に「食べ過ぎ」と「運動不足」である。経済的に余裕ができ、おいしいものの食べ過ぎ、つまり過食・飽食に美食がその近因にある。食べものも、むかしの和食にくらべれば、カロリーの高い脂肪を多く含む「洋食」ものが多くなってきた。チェーンの外食店が発達し、ボリュームたっぷりや「食べ放題」をセールスポイントにする。

そして一方で、交通機関の発達がある。マイカーはもはやぜいたく品ではなく、単純に下駄か靴の扱い同然である。田舎で駐車スペースさえあれば、家族の人数だけクルマを保有しているという一家も珍しくはない。歩けば一〇分程度のスーパーにもクルマで行く。しかも、テレビゲーム、レンタルビデオとネットで、休日は一日中ゴロゴロ——。これでメタボにならないほうがおかしい。

そして医療の発達で「長生き」になった。ケンカ、イジメによる自殺と交通事故以外で若者はめったに死ななくなった。みんな長生き。それなのに、メタボのリスクファクターに「過食」「運動不足」とともに「長生き」が入っていないのはおかしい。高齢になれば、当然、からだの代謝は落ちる。若いときには耐えた過食にも、五〇すぎれば耐えられない。大きくなった胃袋のサイズは元に戻らない。

経済的に豊かであれば「うまいもの」を食べるのにはケチらない。楽しい「老後」は、おいしいもの食べて、のんびり、優雅に、という夢のキャッチフレーズが、メタボの進行に追い打ちをかける。

さて、私たちはこんな生活習慣を変えることができますか。

楽しい友人たちとの宴会も、家族そろっての週末の外食も、職場の納涼会・忘年会もみな止め。四キロ以内の通勤・通学はかならず徒歩（これでほぼ一日一万歩になる）——。できますか？　わたしはできません。

見渡してみると、多くの国の人びとはメタボ発症の年齢以前に、感染症や爆弾テロで日常的に死んでいる。当然、平均寿命はわが国よりも低い。諸外国の医療情報を知れば知るほど、皮肉なことに、「メタボ」は豊かさと長寿の代償にみえてくる。

メタボ検診に特化した「特定健診」も始まっている。

メタボの撲滅……？　とりあえず六十五歳以上の方には、家庭でうまいものを食わせないこと、週末、家族での外食には高齢者を家に置いていくこと、焼肉屋は一人一〇〇グラムまでという条例をつくり、夜一〇時以降のラーメン屋には閉店を義務づける、なんてどうです？もちろん、バイキング形式のレストランなどは処分のうえ、閉鎖です。「食事の楽しみ」という想念を捨て去って、われわれは長い老後の日々をどうやって過ごしていけばいいんでしょう。

「メタボ」――。不治の病の集団です。唯一の治療は「食うに困るほどの貧困」のようです。

栄養

「からだによい」という〝怪〟

「先生、わたしはカルシウムを摂るため、寝る前にかならず牛乳を二杯飲んでいます」――と、中年小太りの女性。この女性、血清コレステロール値、悪玉コレステロール値が少し高い。いかにもからだに良いことやってます、という言いっぷりである。

カルシウムはよいけれど、牛乳は別の面からみると「脂肪」をたっぷりと含んでいる食品の代表です。低脂肪乳だとしても、寝る前に一六〇キロカロリー以上のカロリーを摂取していることになります。骨そしょう症の予防をすればするほど、太っていきます。

「ビタミンCはからだによいので、一日に一回は生のオレンジジュースを飲むようにしています」――これまた、ビタミンCはよいけれど、そのビタミンCを溶かしている果汁は一〇パーセント程度の「糖分」を含んでいます。ビタミンCを砂糖水で摂取していることを自覚してくれているでしょうか。とくに女性の場合、食べていないのに太ってしまうという原因は、しばしばこのような「からだによい果物」の摂りすぎにあります。

「レバーには鉄分がたくさん含まれていて、貧血の予防によいですよ」というお料理番組の先生はいても、「レバーには脂肪がきわめて多く含まれているので、メタボの人だけではなく、若い人もレバーの食べ過ぎには注意しましょう」というお料理の先生を見たことはない。

「赤ワインにはポリフェノールがたくさん含まれているので、動脈硬化の予防によい」――これだって、そのためには一日二リットルくらい飲む必要がありそうです。それもアルコール性肝障害とアルコール中毒と引き換えで……。

これらのたとえ話に共通の誤解は、一つの食品には一つの栄養成分しか含まれていない、と考えてしまっていることです。よく考えればあたり前のことですが、一つの食品には数多くの栄養成分が含まれています。そのなかから一つの成分だけを取りあげて、それを摂り過ぎれば、その成分とともにほかの成分も過剰摂取することになってしまいます。「からだによい」という表現には〝落とし穴〟があることに気づいてほしいものです。

今度は反対に、特定の成分を「悪者」にする考えです。

「焼き魚の焦《こ》げはガンになるので食べないほうがよい」――どうもこれは研究室の中での実験か、動物実験の結果によっているらしい。しかしこの定説（?）はもはや、人びとの生活のなかでは「迷信」に近いものとなっているようです。もっとも、〝焦げ〟だけを拾い集めて長期間食べ続けるとガンになる可能性はあるかもしれませんが、だれも試した人はいません。

「ワラビとゼンマイには発ガン物質が含まれるので食べないほうがよい」――これも相当ウソくさい。これまた朝から晩まで、一年間、食べ続ければどうなるかは知りませんが。

「医食同源」の考えの名残りでしょうか。私たちにはどうも「からだによい食べ物」と「からだに悪い食べ物」に分けるクセが染みついているようです。

現実の医療の世界は「食べ過ぎ」の病気であふれ、「不足」の病気にはほとんどお目にかかりません。

どうやら、食物の摂り方については、できるだけ多くの食材（栄養成分）をバランスよく、「ほどほどに」摂るということ以上の真理はなさそうです。

もうひとつの「居直り」の真理――。からだには悪いかもしれないが、自覚的に「うまいから食う」ということに徹することです。あまり栄養に関するヘリクツをこねない。一生、栄養のことだけを考えて摂る食事は人生を窮屈にしませんか。

ガンを抑制する効果のあるとされる〝シイタケ〟のご飯に〝シイタケ〟のお吸い物、〝シイタケ〟のてんぷらに〝シイタケ〟の焼き物――。どうです、耐えられます？　からだにいいですよ。ガンになりたくない方、どうぞ。

虚偽申告

——居直りの〝怪〟

　会社の健康診断で「肝機能」の異常を指摘されたという、中年の男性が診察室に入ってくる。持参の健診の結果を見ると、「γ《ガンマ》ＧＴＰ」という検査値が九〇〇以上ある。とんでもない数値である。どうも「酒」による肝障害のようだ。

「お酒はどのくらい飲まれますか？」

「いや日本酒はやりません」

「いや、お酒というのはアルコールという意味で……」

「それなら少しやります」

「少しといっても具体的にどのくらい？」

「缶ビールを一、二本、いや三、四本」

「それだけ？」

「それにウイスキーの水割りを少々」

「それだけ？」

「それだけです」

「ウイスキーのボトル一本で何日もちます？」

「だいたい三日くらいです」

これを虚偽申告というなかれ。酒飲みは多くの場合、「照れ」で酒量を過少申告する人種のようだ。


これまた中年の男性。咳、痰、三八度台の発熱で来院した。軽い気管支炎のようだ。胸部の診察で呼吸音に異常はない。レントゲン写真を撮るほどのこともないようだ。問診表の喫煙歴に「有」とチェックしてある。

「何本くらいお吸いになりますか？」

「一日二箱くらい。いまはのどが痛いので吸ってないけど、ストレスなんかあると三箱ぐらい、いっちゃうなぁ」

「禁煙したほうがいいと思うけど……」

「これまで四、五回禁煙したけど、いちばんもって四カ月だったから、もうあきらめました。それに喫煙できる場所が少なくなってから『まとめ吸い』が多くなったね」

喫煙イコール「犯罪」に近い扱いのこんにち。タバコ吸いは居直りなくして生きられない存在のようである。

さて今度は中年の女性である。一週間前に「頭痛」で来院した。高血圧があり、降圧剤を処方するとともに血液検査をして帰られた。本日はその結果の確認である。さいわい高血圧は正常化している。総コレステロール値が二九〇、トリグリセライド値が六〇〇以上、空腹時血糖が一九〇ある。そういえば、かなりの肥満である。身長一四六センチで、体重が六八キログラムある。

「糖尿病と高脂血症ですね。少し食べすぎのようですね」

「先生、わたし少食なんです。ご飯なんかもほんの少ししか食べませんし……。それに食欲もあまりないんです」

「間食はしませんか？」

「えっ？　おやつも飲みものも間食に入るんですか？　わたし、おやつは必ず一日二回いただきます。それに、ビタミンCを摂るために生のオレンジジュースは最低五〇〇ミリリットル、それにカルシウムを摂るのに、牛乳は一日最低コップ四杯はのむようにしてたんです」

「……そうですか、糖尿病ですか。これからは甘いものをひかえて、ご飯をたくさん食べるようにします」

この女性によれば、「間食」というのは昼食と夕食の間にもう一回食事をとることとか、夜食のことだという。この独り思い込みの修正に苦労した。これを無知というのか、女性特有の虚偽というのか、はたまた居直りというのか、わたしにはいまだ判然としない。

ハゲにガンなし白髪に卒中なし

医療の言い伝えの〝怪〟

俗に「ハゲにガンなし、白髪に卒中なし」という。いつ、だれに聞いた言い伝えなのか、記憶にない。本当だろうか――。もちろん、だれも証明した人はいない。

これまで多くの患者さんを看とってきたが、あまり当たっているとも思えないが、何となく当たっているような気もする。何となく当たっているような気がする人が多いので、こんな言い伝えができたんでしょうか。

禿（ハゲ）――。おでこから後退していくタイプのひとは、広くなったのは頭ではなくヒタイだ、と言い張る。最後の抵抗でしょうか。

頭髪は主に「女性ホルモン」によって支配されており、「男性ホルモン」の多い人はハゲやすいとされている。逆に体毛の大部分は男性ホルモン支配である。それゆえ、ヒゲや胸毛が濃い。

男っぽくて、いつもバイタリティーにあふれ、カッカしている人。毛深くてハゲている人――。こんなタイプはガンになる前に心臓にくるか、卒中で亡くなってしまうのだろうか。したがって、ハゲにガンなし。

大著にして名著『禿頭考』（清水ちなみ著、中央公論社）もこのような男性ホルモン、副腎皮質ホルモンなど、各種ホルモンによる血管疾患と頭髪との関係を深く考察している。

『医療の言い伝え一〇〇〇題』（宮城県医師会編、宝文堂、昭和五十四年）には、「ハゲにガンが少ない（気仙沼）」、逆に「黒髪にガンが多い（栗原）」などの言い伝えについて収載しているが、いずれも「根拠がない」と一蹴している（いわく、光頭無毛＝荒唐無稽）。そういえば、この本のタイトルは「一〇〇〇題＝仙台」であろうか。いいなぁ、こういうジョークの効いた医師会は……。

他方、白髪の人は性格温和で、あまりカッカしない？　卒中にもならず、ガン年齢まで生きてしまうのだろうか。こちらも何となくありそうなイメージである。前出の『医療の言い伝え一〇〇〇題』によれば、「白髪頭に高血圧なし」（石巻）とともに「低血圧にガンが多い」（亘理）が載っている。これも副腎ホルモン、男性ホルモンとの関係では『禿頭考』の推定を裏づける。

ちょっと古くなるが、頭のてっぺんからハゲるタイプは、生えぎわ後退型のハゲよりも、一・四倍「心筋梗塞」になりやすい、とのボストン大学の報告もある（平成四年二月二十四日付読売新聞）。疾患との関係でいえば、広くなったのはヒタイであって頭ではない、という冒頭の〝ヒタイ後退派〟の主張は正しいことになる。

こんな学問的なことを考えていて、あるとき非常に興味深い現象に気づいた。それはだいぶ以前、仕事で南米のある国に半年ほど滞在していたときのことである。肉・肉・肉の現地食に飽き飽きし、滞在一カ月を過ぎるころから現地の日本食レストランへ通うことが多くなった。この国には日系移民の一世、二世、三世の方がたくさんおられる。

毎週末、そこで食事をしながら、そこにやってくる日本人（日系人）をみて気づいたのは、「移民にハゲなし」ということであった。

どうも、ハゲた方は移民しないようなのです。移民の方々の粘り強い開拓・苦闘の歴史を見聞きするにつけ、このホルモンと頭髪の関係が、そのホルモンが形成する人間の「性格」（あまりカッカせず、しぶとく）との関係において、「風が吹けばおけ屋がもうかる」よりは確かな〝仮説〟のように思われてきたのです。でも、

「ホントウカイナ」と思いながら……。

ネズミの変種に「ヌードマウス」という、全身に毛のない〝ハゲネズミ〟がおります。このネズミには胸腺の発育異常によるTリンパ球の欠損があり、結果として全身的な免疫不全を起こしてきます。金髪やちぢれ毛の方がどんな病気になりやすいか知りませんが、いろいろな病気に人種差があることはよく知られており、そのうちの一部は毛の状態を決める遺伝子と疾患がリンクしていることもありうるのではないか、と思っています。

さて、これとは別に、じつはわたし、髪の毛・ホルモン・性格・疾患というテーマについて、別に気づいていることがあるのですが、文章にするとどうしても「差別用語」を使わざるをえないようであり、この大発見は〝口外不出〟としてしまっております。

数値

奇数と偶数の〝怪〟

身長、体重、呼吸数から検査データまで、日常の診療で数字（数値）を扱うことは多い。数字なくしては診療が成り立たない。

この数字をめぐって数年来、わたしの頭を悩ませていることがある。ノイローゼになるほどではないが、とにかくスッキリしないのだ。そしてこのイライラは診療のなかでますます強くなってきている。

高血圧で外来通院中の患者さん。

「今日の血圧は一三〇と八四、まずまずですね。いつものクスリ一カ月分だしておきます。おだいじに」

これ、ふつうの会話。わたしの頭の中にインプットされた常識的表現である。ところが最近は、「先生、家で血圧測ってきました」というのが多くなった。手渡された血圧手帳には、「一四一mmHg／八七mmHg」と書かれている。血圧の数値に〝奇数〟があったとは……。古典的「水銀血圧計」にならされたアナログ人間に、「一四一と八七」というのは許せねぇ。

　外来待合室の血圧計には、ついでに脈拍七九回／分なんて数字が出てくる。脈拍は三〇秒数えて二倍するもんだろうが……、どこから一分間「七九」なんて数字が出てくるんだ。誰だ、こんな器械買わせたのは？

「内科」の看板を背負うと、専門外とはいえ、糖尿病患者の診療は避けて通れない。経口糖尿病薬の種類も多くなる一方で、注射によるインスリン製剤の開発も著しい。徹底的にランゲルハンス*さんを脅迫して蓄財の「インスリン」をむしりとるよりは、インスリンを密輸入したほうがよいとのことで、以前より早期にインスリン補充療法を導入するようになってきている。

　わたしが医者になったころは「ブタインスリン」（速効型）と「ウイシインスリン」（遅効型）を単独、または混合してツベルクリン用注射器で皮下注射していた。その注射量は朝6、昼4、夜8単位など〝偶数〟単位であり、その増減も注射器の目盛りに合わせて偶数単位であった。そのように教えられ、そのように刷り込まれてきた。

ところで、昨今のペン型インスリン注射器では、手元の回転式ダイアルで1単位から自在に注射量をセットできる。他院から紹介されてきた糖尿病患者さんの紹介状には、速効型インスリン朝食前9単位、昼食前7単位、夕食前11単位などと書かれている。「こんなのありかよ」と、いつも思う。

血糖コントロールがうまくいっているときには、さすがにこの量に手をつけないが、幸か不幸か、この量を変えなければいけないときには、どうしても偶数単位にそろえないと気分が悪い。このかぎりにおいては、糖尿病治療マニュアルは無視である。

だいたいインスリン投与量を1単位刻みで合わせなければならないほど厳密な食事管理など、医者も患者もやっているはずがない。飲んだビール缶の数も、つまんだバレンタインチョコの数も、おおよそ2、4、6……。何かいけませんか?

＊ランゲルハンス＝膵臓に島状に点在する内分泌腺組織。インスリンの分泌が衰えると糖尿病になる。膵島とも。

合目的性

認知症の〝怪〟

高齢化社会が猛スピードで進むなか、老人性痴呆症（「認知症」、いわゆるボケ）の患者さんの増加が社会問題化している。比較的若い時期に発症する「アルツハイマー病」も増加しているようだが、動脈硬化や高血圧をベースにした「血管性認知症」がやはり多数を占めている。

医学が進歩して生命を引きのばし、平均寿命がのびるほど「老化」が社会問題化してくるのは、考えてみれば当然のことである。「人生五〇年」の時代では〝ボケ〟という老化現象が生じるまえに、多くの人は疫病（感染症）で死んでいった。

そのような時代、人びとは「自分の死」というものに、どうしても〝自覚的〟であらざるを得なかったと思う。自覚的に〈死〉に対峙せざるを得ないということと、ある明晰な脳の働きを保ったままで〈死〉に対峙するためには、生活のなかのどこかに「宗教的」な思いを取り込む必然性があったのではないだろうか。

ひとが歳をとるということは、間違いなくやってくる〈死〉に近づいていくということである。平均寿命の七十八歳に達した男性なら、この方が一〇年後にこの世に存在している確率はさほど高いものではない。むしろ、この世にすでに存在していない確率のほうが高い。

この状況に、ひとは天真爛漫《てんしんらんまん》に対応できるのであろうか。「ボケる」ということは、明晰な思考ができなくなること、自分と自分をとり巻く環境との関係が理解できなくなることである。周囲の人間からそれを見れば、〝お荷物〟であり、〝やっかい者〟であるということになるかもしれない。

しかしボケ老人からみれば、やがてやってくる、それもそう遠い将来ではない時期にやってくる「死の恐怖」からの、中枢神経の〈麻酔〉の意味をもっているように思う。ならば、これは生物学的に「合目的」な現象である。

ボケ老人には寛大に——。これは、しょっちゅう怒鳴ることはあっても、あまり説教を垂れないわたしの若い医師への提言である。そろそろわたしもボケはじめたので……。ボケは否定されるべき生命現象ではなく、長生きの〝代償〟としての、必然の生命現象なのです。ボケないと人生やってられないんです。

ボケ防止

「碁」の〝怪〟

日ごろから「碁」を楽しんでいる老人には「ボケが少ない」という。六十五歳以上の高齢者の三〇パーセントには何らかの痴呆が見つかるのに、碁を打つ高齢者にはその頻度が圧倒的に少ないというのだ。

浜松医療センターの金子満雄先生によれば、「碁は生きがいや感性の右脳を用いる代表的娯楽。右脳にダメージがあると、それまで碁を打っていた人が碁を打たなくなってしまう（失碁症）」のだという。

ところで小生、ヘボ碁を少々たしなむ。月に一度ほど、プロの高段者に七子で遊んでいただく。もちろんたいていは「大石全滅」で、碁盤の半分も埋まればマシなほうである。

「負けました」のあとで、初手から石を置き直しながらの感想戦と相なるが、ここからが問題なのである。以前なら思い出すことができた「手順」が、石が込み入ってくるところになると、どうしても思いだせない。ボケ防止どころか、碁は自分のボケ具合を思い知らされる行為でもあるようだ。そんなわけで、このところ、この指導碁にも足が遠のいている。

ピアニストや画家など、指先を使う人にもボケは少ないという。碁は小さな丸い石ころを、中指と人差し指でつまんで、盤上に運ぶ動作の連続である。碁によるボケ防止の実態は、右脳よりは指先労働にあるのかもしれない。

そう、「中押し負け」でも投げずに、碁盤のすべてが埋まるまでがんばるような見苦しい碁を打つのが、ボケ防止には最良の方法かもしれない。……友人は失くしますけどね。

認知症診断

「自覚の欠如」という〝怪〟

市民への「健康相談」を、市の催し物の場を利用して年数回病院として「出店」し、一般健康相談、血糖測定、血圧測定、市民へのＡＥＤ講習などを行なっている。

そのサービスのひとつとして、アンケートによる「認知症診断」を行なっている。

そのさい、認知症治療薬を販売しているメーカーが、その筋の権威の医師に監修を受け、患者さん向けに発行しているアンケート表を使っている。

「人の名前を思い出せないことがありますか」

「物をおいた場所が思い出せないことがありますか」

……など、一三項目の質問が並んでいる。

「ない」「ときどき」「ある」など、三段階三九点満点である。ちなみにわたしがやると三四点――。すこし物忘れが始まっている。

さて、これを市民にやってもらうとどうなるか。

八〇歳代後半の、それも足どりも言葉もたどたどしいお年寄りが三九点の「満点」を取ったり、たかだか紙一枚のアンケートに一〇分ちかい時間をかけて、やっと最後の質問にたどり着いたような方がほぼ「満点」を取ったりする。

「時間や日時を思い出せないことがありますか」という質問に、「ない」と答えておきながら、アンケートの最後の「本日の日時、曜日を記載してください」のところに間違えた月日を書いていく市民も多い。思わず失笑する。どういうことだろう?

アンケートに答える市民のお顔を見ながら、いろいろなことを考えた。

このひと、じつは軽度の認知症が始まっているのに「自覚」がないのではないだろうか、というケースが多いのである。

実際、付き添っているご家族はご本人の答えとは違って、

「あなた、〝ない〟なんて答えているけど、しょっちゅう物をおいた場所間違えているじゃない」

「おかあさん、〝ない〟と答えているけど、しょっちゅう同じことをくり返すじゃない」

と、しばしば家族が外野席からコメントを入れる。

そう、認知症には「自覚の欠如」という大事な一項目があるのに、アンケートの質問にはそんなものはないのです。それゆえ、認知症のアンケートは「同居」の家族による判断が、本人の回答よりも大切かもしれないのです。なぜなら、家族がいちばんの観察者だからです。

「人の名前を思い出せないことがありますか?」――わたしなど、しょっちゅうである。エレベーターの中であいさつされた看護師さん。可愛い子で、顔は覚えているが、「さて、あの子はどこの病棟の看護師だっけ?」……。名前どころか、勤務部署も定かでない。それに、待合室であいさつされた患者さんの名前も思い出せないこともしばしばである。かなり以前から、たしかにわたしの患者さんなのだが……。

さて、わたしより二〇もお歳上とお見受けした方が、「人の名前を思い出せないことはない」とお答えになる。わたしだけがいまの世のなかで、異常に、しかも高速で認知症を進行させているのであろうか。ちょっと不安になる。

そんなわけはない。何か設問自体にトリックがあるはずだ。――そう考え、思いあたるだけの自己弁護、自己救済の説明を試みる。

「あのおばあちゃんたちは、じつは一日の生活の中でそんなに多くの人間と交際していないのではないか?」とか、「朝、孫、子ども、夫を学校や仕事に送り出したあと、夕方までさほど多くの人間と出会うことのない生活をしていれば、名前の忘れなど自覚することもないのではないか?」……などなど。つまり、生活のなかでの「人間交際」の狭さは認知症の「自覚」を遅らせているのではないか、と。

その一方で、いまは悠々自適のある友人の話が印象に残っている。彼はもと教師で、地方の中学の校長を最後に定年になった。いわく、「主任、教頭、校長」と役職が上がるにつれ、日常の職場で付き合う人間の数は膨れあがり、物忘れ自体はひどくなるのに、人の名前が覚えられないで困るということはむしろ少なくなった、とおかしなことをいっていたのを思いだす。

たしかに日本の職場では、人の名前を呼ばずに「役職・職名」で呼ぶため、固有名詞の記憶の低下は自覚されずにいるのかもしれない。わたしなども診療中の大半は、「看護師さーん」ですんでしまう。もっとも、若い看護師を「○○チャーン」と患者さんの前で呼んだなら、患者さんの血圧が上がってしまい、「あの医者は何だ」という市民からの投書が舞い込むこと必至だろう。

死因

偽病名の〝怪〟

新聞の死亡記事欄には比較的よく目を通す。かつてスポーツ、芸能、政治などの世界を賑わしていた人が、しばらくマスコミの表舞台から姿を消していたあと、とつぜん最後の表舞台に出てくるところである。

ひとの死は、その人が有名人であろうと市井《しせい》のひとりであろうと、「不幸」な出来ごとであることに違いはない。ただその不幸の内実には、それぞれに大きな差がありそうである。

【死期】

〈早すぎた死〉……。これは最大の不幸であろう。

〈老衰・枯死〉……。これは「幸せな死」の代表だろうか。ひょっとすると、死者の周辺はホッとしているかもしれない。

ひとは、そんなにきちんと仕事や生活に区切りをつけて死ねるわけではない。「仕事のうえでやり残したことも多く、個人の早すぎた死を惜しむ」というような関係者のコメントは、お世辞であっても本音であっても、「幸」と「不幸」を分けるものではない。ひとはいくつになっても、すべての仕事を完全にやり遂げて棺おけの蓋が閉まることなどない。

〈事故死・突然死〉……。これは「不幸な死」の最たるものだ。もっとも、死んだ当人には何の予兆もなく、闘病の苦しみもなく、残された遺族の悲嘆《ひたん》などに思いを馳せることもなく、もっとも幸せな死であったかもしれないが……。

〈ピンピンコロリ〉……。これは本人は幸せでも、周囲には最大の悲嘆をもたらすかもしれない。

〈自殺〉……。これは残された者たちの最大の悲嘆より、自分のかかえた未解決問題の解決法が唯一「当人抹消」であると考えてしまったときの選択である。当人の「幸」と、周辺の「不幸」のギャップがもっとも大きな死のかたちである。

【死因】

新聞の発表ではしばしば、善意か政治的なウソが隠されている。極論すれば、人の「死因」には二つしかない。それは、呼吸が止まるか、心臓が止まるかだ。言い換えれば「呼吸不全」と「心不全」である。すべての疾患における最終的な「直接死因」はこのどちらかしかない。

肺ガンで最後の呼吸停止がくれば、新聞報道ではしばしば「呼吸不全」であり、ヘビースモーカーの会社の社長が心筋梗塞になっても、死因は「心不全」になっていたりする。医師による死亡診断書にはこのような「死因」の記載を避けて、「肺ガン」「心筋梗塞」と記載するようになっているのだが……。

とくに発病から死亡までの時間があるとき、患者をとり巻く組織や社会に問題をひき起こしそうな場合などには、また当事者の本当の病名が知られることによる「波風《なみかぜ》」を避けるため、「偽病名」により、関係者に都合のよいドラマが仕立てられることになる。その結果、当の患者本人への「病名告知」とは別に、患者の周辺社会・組織への「未告知・虚偽報告」という現象をひき起こすことになる。政治家の死の場合、この「社会的未告知」が多い。要するに、病名・病像のウソ発表である。

「親より先に死なないこと」……。これは、死者にも残された者にも、「幸せな死」と「不幸な死」を分ける最大要因である。わたしはこの「親孝行」だけはすでに果たした。

不治の病、長患いで患者の家族はへとへとになる。

「ねぇ、おばぁちゃんはいつ死んでくれるの」

……という、書物の宣伝の一節を最近目にした。わたしは、父親にはこの言葉に相当するような状況をつくってしまった。われながらかなりの「藪《やぶ》」であり、親不孝であった。

某日の新聞に、ある男性俳優の死亡が報じられていた。地味な俳優で、その名に記憶はあるが、顔ははっきりとは思い出せない人であった。

この死亡記事によれば、死亡年齢は四十八歳とある。「いくら何でも若すぎるな」という思いがよぎった。死因は十二指腸潰瘍による「吐血」だという。死亡場所や死亡の状況までは書かれていないが、いまは夏目漱石の時代と違い、「いまどきこんな病名で死ぬかいな？　ずいぶん変わった死因だな」と感じた。

それればかりか、喪主は「祖母」の○○さんとなっている。さて、ご両親はすでに死亡されたものか、この子をおいて離別されたのか、それとも音信不通なのか、わたしには知る由もない。

しかし、喪主のおばぁちゃんにとっては、この孫の死によって、「自分もこのさき死ぬことだけが幸せ」というような状況が生じてしまったのではなかろうか、と邪推させるような死亡記事であった。

覚悟

死のかたちの〝怪〟

元大手新聞の記者であったYさんが黄疸のため入院してきたのは、わたしが医師になって初めて病棟に配属された（昭和四十八年）春の日のことであった。検査を進めるうちに、Yさんの黄疸は胆管ガンによるものであり、すでに複数の臓器に転移していることが判明した。「為すすべなし」と判断されたころには、梅雨の蒸し暑い日々がはじまっていた。

当時、ガンの「告知」は一般的ではなく、Yさんの場合にも、お互いに〝何となく〟病気の核心に触れることはなく、日々の回診をくり返していた。そうした長い日々のあと、Yさんの容体が急変した。胆道系の感染症から敗血症にいたり、ショック状態から昏睡状態が数日間つづいた。

懸命の治療により、一時的に意識が戻ったとき、Yさんはわたしの顔をしばし見つめて、一瞬、「ニヤッ」と笑ったようにも見えた。そして「フーッ」とため息のあと、小さなひとことをつぶやいたのだった。

「まだ生きていたか」

その後、再び昏睡状態におちいったYさんの意識が、戻ることはなかった。

†

七〇歳を過ぎた、もの静かなMさんが原因不明の熱と持続的な下痢で入院してきた。四〇年近く前の検査技術では診断が確定できず、適切な栄養管理もできないいま、日ごとに彼女の体力は低下していったが、彼女はいつも平静であった。

ご自分の苦痛も淡々とわたしに語るだけで、むしろ、

「先生ご家族は？」

「もうすこし眺めのよい病室なら最高ね」

などといった感じで、病気などどこ吹く風の様子なのである。

二カ月ほどたって、彼女は眠るように亡くなった。しばらくして、Mさんのご家族からわたしの手元に「句集」が届けられた。遺稿集は『陸奥のくに』と題されていた。そのMさんの遺作。

いくとせか　地球の上に　住みにけり　今日天国に　行くと思わず

――亡くなる二週間前の作であった。

†

高齢男子の膠原病《こうげんびょう》は珍しい。紹介を受け、Oさんの血液検査をしてみると、たしかに膠原病患者としての異常が出ている。微熱以外の症状はない。「おかしいな」という感じをもちながら、毎月一回、外来で経過をみていた。

診察にはいつも奥様と娘さんがついてきて、ご本人になりかわって状態を詳細に説明なさる。ご本人はいつもそれを肯定して、うなづくだけである。しっかりものの女家庭ですべてを仕切ってもらう、人のよいご亭主の態であった。

数カ月後、偶然、Oさんに膵臓ガンがあることが判明した。膠原病との関係は不明のまま、入院となった。

「あのひとは弱虫だから……」

とのご家族の理由で、Oさんに病名を告げることはなかった。

長い入院生活のあと、Oさんは亡くなった。回診に行くたびに、病室にはいつも奥様と娘さんが付き添っておられ、Oさんはいつものようにただニコニコしておられた。弱っていく体力を訴えることもなく、そしてご自分の病像をひとことも質《ただ》すことはなかった。

Oさんは法曹界でもかなりご高名な方で、回診に行くたびに「診断についての詳細な説明を求められたらどうしようか」と、いつもビクビクしていたものだ。数々の修羅場をくぐってきた人の、家族への思いやり、そして主治医への思いやりであったろうか。それとも古武士然とした覚悟であったか、はたまた禅僧の達観であったか。いずれにせよ、まことに「美しい死」のかたちであった。

「泰然而笑《たいぜんじしょう》」は才能であろうか、経験であろうか。少なくとも、昨今いわれるところの、一般的な「詳細な説明と同意」（インフォームド・コンセント）から得えられるものではなさそうである。

アラーム

「痛み」という〝怪〟

長いあいだ「多発性骨髄腫」で苦しんでこられた入院患者のAさんが亡くなられた。血液の悪性疾患であるとはいえ、発病から二年ほどは症状もなく、化学療法の効果も充分であった。

その後、治療の効果が徐々になくなるとともに、全身の骨の痛みが出はじめた。症状の悪化に一致して検査データも悪くなり、化学療法を行なっても効果はなく、出てくるのは薬の副作用だけということで、この六カ月間は鎮痛剤とモルヒネの投与で「痛み」だけをコントロールしてきた。

Aさんにとって末期の六カ月は、痛みのためだけに生きていた、といっても過言ではない。もろくなった全身の骨のために、薬で痛みがやわらいでいる間でさえ寝たきりであり、鎮痛剤とモルヒネのために意識は混濁、いつも「うたたね」の状態であった。ご自分の病気を知っていたので、この状態はAさんにとって、むしろよかったのではないだろうか。薄命の意識のなかで、Aさんは何を考えていたのであろうか、といつも病室に行くたびに思ったものだ。

そもそも人にとって、「痛み」とは何であろうか。人にとって痛みはどういう意味をもっているのであろうか。痛みによって、生物としてのヒトはそれから何を得ることができるのであろうか。人は生存のために自己の感覚を利用し、感覚は人が生きるために有用な、合目的な意味をもつものなら、回復することのない「耐えがたい痛み」とはどのような意味をもつのであろうか。

通常、「痛み」は生体に発生した「危険（異常）」の徴《しる》しである。痛みによって、われわれは体内の「異常」をキャッチする。痛みの場所によって、どこに異常があるのかをキャッチする。痛みは異常の「存在」と、その「場所」を指示してくれる〝アラーム〟であると考えることができる。

指を切って出血していても、痛みがなければ大出血にいたる。このように考えれば、痛みはあきらかに生体にとって「合目的」（有益）である。死ぬまで痛みがないということは、死ぬまで危険に気づかないということであり、生命の期間をあきらかに「短縮」する危険がある。

もし痛みが「快楽」であれば、さらに生命の短縮の可能性が高くなる。ときどきこういう方がいるらしい。わたしはまだお会いしたことはないが……。

さてAさんの場合にも、この合目的な、アラームとしての「痛みの意味」は当てはまるのであろうか。Aさんの場合、病気が進行し「アラーム」を鳴らし続けているる状態ではある。その意味では、たしかにアラームの機能は作動している。しかし、鳴りやむことのないアラームはすでに「警告」の意味を失っているのではなかろうか。鎮痛薬の指示を出しながら、いつもこの残酷なテーマが頭のなかから消え去ることはなかった。

Aさんが亡くなってご遺体が病室を出るとき、ご家族のお顔を見ていくぶん納得したことがある。鳴りつづけるアラームを止めるためには、アラーム装置自体の「破壊」しか手段がなかったのである。〈死〉だけが痛みからの解放だった。ご本人にとっても、ご家族にとっても……。

逆転した合目的性——。〈死〉もまた合目的であったようだ。

インフルエンザ

——風・邪という〝怪〟

夏目漱石に「琴のそら音」という短編がある。『吾輩は猫である』と『坊ちゃん』をあわせたような、何となくとぼけた作品である。そのなかに、「大丈夫にきまってるさ。咳嗽《せき》は少し出るがインフルエンザなんだもの」という会話の一節がある。この短編の発行は明治三十八年の「帝国文学」、つまり九〇年以上もまえの会話である。なんとなく最近の医学用語であると思っていた「インフルエンザ」という言葉が、すでにこの当時、庶民の間で一般的に使われていたのである。細菌よりも小さな「濾過性病原体《ろかせいびょうげんたい》」や、その実態としての「ウイルス」の概念が明らかになるのは、ずっとあとのことである。

続く会話に、「親戚の者がやはりインフルエンザに罹《かか》ってね。別段のことはないと思っていい加減にしておいたら、一週間目から肺炎に変じて、とうとう一ヶ月たたないうちに死んでしまった。そのとき医者の話さ、この頃のインフルエンザは性《たち》が悪い、じきに肺炎になるから用心をせんといかん」とある。九〇年前もいまも、少しも変わらない話の内容である。

肺炎の初期症状が鼻水や咳などの、軽症のインフルエンザ様の症状（「カゼ症候群様」の症状）を呈することはしばしば経験するが、インフルエンザをこじらせると肺炎になるかどうかは疑わしい。ウイルスの毒性と患者の免疫の有無などによっては、「こじらせなくても肺炎」ではなかろうか。「変じて肺炎」という漱石の表現のほうが正しいような気もする。しかし、「こじらせると肺炎」という表現は国民のみならず、多くの医師にもいまも使われている。「咳嗽（がいそう）」はいまでも使われる医学用語だが、人びとの日常会話では「咳（せき）」だけが残った。

ともかくも、私たちが使っている医学の言葉が長い歴史を背負っており、その一方で、その言葉の実態があまり歴史の変化を受けていないことに驚かされる。

いまでも「インフルエンザ」は数年ごとに猛威をふるっており、そのたびに「こじらせて肺炎」になったお年寄りがお亡くなりになる。昔も今もあまり変わりはない。ただ、医学の進歩した現代のほうが、「こじらせて肺炎」になることへの人びとの不安感はむしろ強くなったのではないだろうか。

マスク

「汚染物」という〝怪〟

インフルエンザが流行っています。

インフルエンザ以外のカゼでも、まずは「咳（せき）」です。電車の車内、教室、そして待合室。あっちでコンコン、こっちでもコンコン——。咳をする人は「マスク」をするのがエチケットとされています。自分の風邪やインフルエンザを、ほかの人に移さないためです。

しかし、一般に使われている市販のマスクの多くは、細菌よりも小さなウイルスを通過させないほど、マスクの「キメ」は細かくありません。市販のマスクの多くは、実際にはウイルスを通してしまいますので、他人に移さないという効果は疑問です。ただ、咳と一緒に出てくる「痰（たん）」や「唾液」が放出されることは防いでくれます。「息」の中に含まれているウイルスまで放出されるのを防ぐためには、医療用の特殊なマスクが必要です。

一方、マスクにはもうひとつ、たいせつな役割があります。それはさきに述べた、自分のウイルスを他人に「移さない」という目的とは反対に、他人からウイルスを「もらわない」ため、すなわち感染の「防御」の目的です。これもさきに述べたのと同じことで、空気中に浮遊しているウイルスの「吸引」を防ぐには、あまり役に立ちません。

ウイルスはマスクの紙やガーゼの目をすり抜けて入ってきます。完全に空気中のウイルスをブロックしようと思えば、やはり医療用のマスクを着用しなければなりません。しかし「吐き出す」のと同様に、他人の「唾（つば）」に混じっているものや、粉じん、粒子の大きな花粉などは防いでくれるので、ある程度は有効でしょう。ただ、万能ではありません。

さて、その「マスク」に関係する問題です。

市販のマスクで、その「ろ過機能」が十分ではないとしても、カゼやインフルエンザの人が他人に移さないためにマスクをつけた場合、そのマスクの内側には自分の排出したカゼの菌やウイルスが、咳のときの痰とともに〝濃縮〟して張り付いていることになります。

逆に、他人から移されないためにマスクをして繁華街を歩いたり電車通勤している人は、一回の呼吸のたびに空気中に浮遊している粉じんや細菌、一部はカゼやインフルエンザウイルスを、マスクの外面に同じように〝濃縮〟して集めていることになります。

そうです。「マスク」はいずれの場合を考えても、最大の「汚染物」なのです。

そう考えれば、次のような行動が必要であることに気づきます。

マスクはいったん着けたなら食事のとき以外は外さず、また外すときにはマスク面には触れず、そっとゴムひもの部分をもって外し、ビニールの袋に入れて廃棄し、次に着用するときには新しいマスクに替える、というのが正しい扱いです。

「〇〇さんどうぞ」——と呼び入れた患者さん。マスクを着けている。症状は咳、痰、発熱。事前に、隔離された小部屋でのチェックでインフルエンザA陽性が判明している。

入ってきた患者さん、何のためらいもなく、まずマスクを外す。医者の前でマスクをしているのは失礼と思っているようだ。あわてて、

「マスクはそのままで結構です」

しかし、時すでに遅し。患者さんは自分のマスクを外し、手でまるめて診察室のテーブルの上に置く。ああ、患者さんの手が汚染された、診察室のテーブルも汚染された——。

患者さんは、といえば、診察が終わり、処方箋と会計シートを持ち、再びマスクをして退室していく。さいごに、ドアノブも汚染された——。

そもそも医者の前でマスクを外して、わたしに移す気か？

カゼの予防は、うがい、手洗い、マスクといわれている。そのマスクの取り扱いがまったく教育されないのは七不思議のひとつです。よほど他人の吐いた息を自分は吸いたくないんだろうな。感染の予防には「息をしないことです」という皮肉を思い浮かべながら、一方で、マスクの効果なんて実際にはほとんどないんだろうな、というのが、シーズンでもほとんどマスクすることなしに診療している居直り医師の実感です。

流行病

「季節の消失」という〝怪〟

「季節感が失われた」、とよくいわれる。

冷暖房が完備した現代、夏の暑さも冬の寒さも人びとの管理下にある。蒸し暑い蚊帳《かや》のなかでウチワで風を起こしながら、いつの間にか寝入ってしまった子どものころ。コタツのなかでテレビドラマを見ながら足だけ温かく、背中の冷えに震えていた昭和三〇年代――。

いまから考えると、これはこれでなつかしい「季節」の思い出である。そのころ、キュウリ、ナス、トマトは夏のものであり、スキ焼きの長ネギは冬だけのものであったと思う。いまでは温室栽培、ビニールハウスの中での温度管理、日照時間の管理で、これらは通年の野菜になってしまった。

人間もまた、「らしさ」がなくなってきた。頑固一徹《がんこいってつ》のおやじ、集団で軒下を駆けまわるガキども、そのいたずらガキどもを怒鳴りつけるカミナリおやじ、耐える母親、左翼の掲げた人民、民主主義を担う知識人、倫理と品性をもった政治家など、みな消滅した。

街もまた同様。学会でときどき地方都市を訪れるが、いずこも〝ミニ東京化〟している。駅前だけ見れば、日本中同じ景観である。都市計画でさえ、同じ論理、同じ感性のもとでヨーイドンをしてしまったようだ。正月からやっているデパートと大にぎわいの家電量販店。正月二日の午前中の「初荷」以外の三が日、町がゴーストタウンであった時代を知る人はすでに化石でしょうか。

それでも、大みそかの紅白歌合戦、正月あけてからの箱根駅伝。どちらもその内容において「年末」「年始」ということに特別な意味はなさそうだが、これらはこの季節のものとしての位置を確保してしまっている。新たに創出された「旬（らしさ）」でしょうか。

短くとも、年末・年始のそれぞれ三日間の休日。この時期、料金高騰の海外旅行にも国内家族旅行にも出かけず、ヒマをもてあましたなかで出かけるのは初詣。強制された「旬」――。六日間も家のなかにいられないもんなぁ。

インフルエンザさえ、冬季、木枯らしの吹くころが「旬」であったものが、最近では夏場にも出まわるようになってしまった。小児の「旬」の病気であった「ハシカ（麻疹）」も、最近は三〇過ぎた大人にも流行するようになった。

これは「旬」が失われたのではなく、ワクチンの義務化を止めた、そして止めさせた誰かさんのせいだ。こっちは何十年かのち、「旬」が戻ってくるかもしれない。

呼び名

「名前」という〝怪〟

以下の話は「実話」である。しかし名前の漢字とその読みはわたしの創作である。姓○○はこのさい問題にはならない。

その患者さんは毅然《きぜん》としてというか、憮然《ぶぜん》とした態度とでもいうか、とにかくまともなあいさつもせず、無表情で診察室に入ってきてイスに腰を下ろした。不機嫌そうであった。

予約外来になってから、患者さんの診察時間はひとり一〇分ほどの単位で区切られており、朝から患者さんが診察の順番を争って「受付」に殺到することもなくなった。その日も次の診察を待つ患者さんが診察室の前に二、三人座っているだけであった。

幸いその日は症状の重い患者さんもおらず、診察は順調に、ほぼ予約時間どおりに進んでいた。

次の患者さんは六十四歳の女性、「○○京子さん」。リウマチの疑いで紹介状持参での来院であった。本日、わたしの外来の初診である。

患者さんを呼び入れようと、いつものように「○○キョウコさん、お入りください」とアナウンスした。二度ほど呼んだが、患者さんが入ってくる様子はない。

「ケイコさんか?」……。

「○○ケイコさん、お入りください」

これも二度ほど呼んだが、やはり入ってくる気配はない。予約時間に遅れてくる患者さんはめずらしいことではない。わたしはこの患者さんのカルテを少しあとの順番にまわし、次の患者さんを呼び入れた。

さて、再び「キョウコさん」の順番である。改めて呼び入れようとして、カルテの患者名の上の小さなカタカナのふり仮名を見て気がついた。「ミヤネ」とお読みするのだ。ビックラした。わたしはあわてて、「○○ミヤネさん、お入りください」、とアナウンスしなおした。

反応は早かった。返事もノックもないままに、ニコリともしないでこのご婦人は診察室に入ってきた。そう、この患者さんは予約の時間どおり、最初から診察室の前で待っていたようなのである。

おそらくこの方にとって、ものごころついたときから「キョウコさん、ケイコさん」と誤読され、「いいえ、ミヤネです」と訂正し続けてきたに違いない。自分の呼び名を訂正し続けて六〇余年。他人ごとながら、いつもわずらわしいことであったろうと思う。

が、そうであればこそ、「キョウコ」「ケイコ」という誤読が「自分」のことを指していることも理解していたに違いない。わたしが「〇〇キョウコさん」とアナウンスしたとき、彼女は本当に自分以外の「誰か」と考え、応答しなかったのであろうか。

……そうかもしれない、そうでないかもしれない。ただこの患者さんは、自分の正しい名前を呼ばれるまで、絶対に腰を上げようとはしなかったのではないかなぁ、と彼女が診察室に入ってきたときの態度から感じたのである。

つねに間違えた読みをされ、自分の名前を訂正し続ける人生――。たしかに名前は人を変えたのかもしれない。

ガンはすでに撲滅された？
――マスコミ報道の〝怪〟

最近ある全国紙の社会面に、ある国立機関の研究者が発ガンの機構を明らかにし、ガン撲滅へ大きな一歩を踏み出した、という内容の記事が比較的大きな見出しで報じられていた。

その学会で、その研究者の発表の現場にいたわたしは、帰宅してその新聞記事を読み、あぜんとした。なぜなら、その研究はわたしが知るかぎり、数ある発ガン機構のなかの一部、それもある特定の血液系の腫瘍に関するものであり、発ガン全体の機構の解明にはまだまだ直接結びつかないものと、会場では感じられたからである。

学会場での反響も同様で、いくつかまとめて発表されたワークショップ形式の演題のなかで、むしろ反響は少ないほうのひとつであった。

なぜこのような、純医学上の評価とマスコミの取り上げ方の間に差が出るのであろうか。ここに露呈している問題は、第一に研究者側のマスコミ利用（売り込み）であり、第二には国民の好奇心を満足させるために、媚《こ》びたかたちでのマスコミ側の恣意《しい》的な医療テーマの選択の問題であろう。その意味でガンやエイズは、現在「売り」のテーマである。

ガンに関していえば、これまでどれだけ多くの「発ガン機構の解明」「ガンの特効薬」についての「三面記事」が掲載されてきたことであろうか。よく読めば試験管内での実験成果、よく読めば動物実験のレベル、さらによく読めば臨床応用にはいまだほど遠い薬理作用など。さらにきわめて例外的民間療法による効果など。マスコミ報道のとおりであれば、すでにガンは撲滅され、すでにこの世からなくなっているはずだ。いい加減にせんか、売り込む研究者も国民を乗せるマスコミも。

——と、あるところへ書いたのは一九九三年十一月のことであった。

その後もマスコミは、安売り研究者の売り込みと、レベルの低い好奇心を満たすだけの基準で、多くの「医学の発見」を報じてきた。

そして、このたびの「ｉＰＳ細胞」による心筋再生の捏造《ねつぞう》臨床成果と、それに乗せられた新聞記事（二〇一二年十月）である。

この新聞は「医療ルネッサンス」という、じつにしっかりした、地に足の着いたシリーズ定時枠をもっているにもかかわらず、どうしたことであろうか。組織のなかに見識レベルの異なる人種の住み着いた部署があるのかもしれない、というような感想をまずは持ったものだ。

医療関連記事は、売り込みであろうと、取材であろうと、一カ月に一回くらい「科学、医学」専用面を一面つくって、各分野の進歩の状況、その研究や学問領域の将来の展望などを、冷静に報道してもらえればじゅうぶんだと思う。おそらく三・一一以降、社会面、ときには一面を飾っている「地震予知と確率」報道などもその類いだ。

「風評」とは事実無根を報じることによって起こるのではなく、「事実」の価値判断を誤った報道のときに巻きおこる現象であることを知らないのだろうか。

モチで死亡
病死報道の〝怪〟

毎年、正月が明けると、どの新聞でも「年末から年始にかけてモチをのどに詰まらせ亡くなった老人が○人」との記事が出る。新聞社会面の決まりごとである。亡くなる大半は後期高齢の方だ。

モチが悪いのか、それを食べる老人が悪いのか、食べるのを止めなかった家族が悪いのか。とにかく、モチをのどに詰まらせて老人が亡くなると新聞記事になるのである。

コンニャクゼリーをのどに詰まらせて亡くなったのは幼児・小児に多かった。こちらは食べた子どもでも、親の責任でもなく、悪いのは「コンニャクゼリー」ということで落着したが、メーカーは製品のサイズ・形状・弾力性などの変更を強いられたようである。

さて、モチの場合は誰の責任?

ふだんの食生活のなかからモチが消えても、やはり元旦・正月の三が日にはモチを食する日本の文化。どうも主たる責任は「文化」そのものにあるらしい。正月ぐらい、少々危なくても高齢者にモチくらい食わせてやれよ、といったら記事を書いた記者は怒るのであろうか？

この「モチ死亡記事」で伝えたいのは何なのであろうか——。よくわからない。もちろん「モチ」で記事であるから、老人施設でノロウイルスやインフルエンザでの複数の死亡は当然記事である。さていったい、老人は何で亡くなれば新聞記事にならないのであろうか。

ひとはいくつになっても、「死んでよい」ということはない。モチであれ、ゼリーであれ、「事故死」はなおさらよろしくない。しかし、付けるべき病名もなく、枯れるように「老衰」で死亡というのも、実際きわめて少数であるのはたしかである。

この種の「事故死」は、この極端な高齢化社会のなかでは起こりうる〈死因〉として、少なくともニュースから外したほうがよいのではないか。このようなニュースでもって「読者に何かを考えさせる」ということがなさそうなのである。むしろ

「病死」であれ「事故死」であれ、〈死〉というものがあまりに非日常的な、異常な出来事であるかのような「幻想」を読者に与えているだけのような気がする。

ノロウイルス、インフルエンザの場合には、その予防策を同時に報じることで「何か」を伝達することはありそうだが、さてモチは？

話題をもとに戻す。

老人にモチは食わせてはいけない？　老人がモチを食べるときには必ず家族が同席しろ？　食文化としてのモチ廃止論？。――少々八つ当たり的クレームだが、じつは、本当のクレームのターゲットはノロウイルスやインフルエンザなどの「病死報道」のほうにあるのです。ご老人は何で亡くなれば新聞記事にならないのですか？

診療予約

「指定席」という〝怪〟

慢性疾患や、病気の状態が落ちつかれた患者さんの来院は、一カ月（四週）に一回か、二カ月（八週）に一回になることが多い。もちろんこれらの患者さんのなかに、「来週来てください」という患者さんや、「症状がとれなければ明日……」というような患者さんが「混入」するわけではある。

長い期間、同じ曜日の外来を続けていると、患者さんは四週や八週後の、なんとなく同じような時間を「予約」するようになってくる。その患者さんの「指定席」のようなものである。しかし、ときどきそのサイクルが祝日や振替え休日に当たってズレてくる。

「それじゃ、一カ月後の同じような時間を予約しておきますね」

「お願いします」

「あっ、一カ月後は休日で、病院休みです。少し薬あまっていますか？」

「余分が一〇日分ほどあります」

「それじゃ、さらに一週間先を予約しておきます。時間は午後一時半になります」

この患者さんにとって、四週間目の来院の日の「指定席時間」は、すでにだいぶ前の八週間ごとの患者さんの「指定席」で満杯になっている。


さて、ここからが主題である。

「エッ、先生は午後も診療やってるんですか？」

「ウン、ありがたいことに患者さんが押し寄せてくるんでねぇ」

「お昼ご飯はどうしているんです？」

「おかげさまで昼飯はだいたい抜きです」

この患者さんはこれまで、午前中の早い時間帯が「指定席」になっていた。病院の受付が午前十一時半に終わることから、医者は、午後のんびりと医局でヒマつぶしをやっていると思っていたらしい。もちろんこの患者さん、わたしが午後三時半に外来が終わったあとも、たまりにたまった書類書き、あまたの会議、医師会・保健所とのもろもろの打ち合わせ、研修医の指導、病棟患者のコンサルタント、内科症例検討会、それにほんのチョットのまともな医学のお勉強が待っているとは夢にも思っていないようだ。

その後の会話は第二の主題である。

「先生、お昼ご飯を食べないでお仕事なんてからだに悪いでしょう？」

メシ抜きがからだに悪い？　世間ではきわめて一般的な考えであろうか。そもそもメシが一日三回とだれが決めた？　育ち盛りの子どもと違って、いい年こいたおっさん、おばさんがメシを一日三回食わなければならない理由が本当にあるのか？　まして「おからだに悪いのでは」と慰めてくれる当の患者さんが、糖尿病、高脂血症、肥満なのだ。アンタにだけは慰めてほしくないヨ。

わたしの長い長い「昼飯抜き」の経験では、仕事さえ忙しければ正午に空腹を感じるヒマはないし、食わなくてもからだにとくに支障はない。ただ、この昼飯抜き生活は、朝からの仕事が一段落した夕方五時ごろに、次の夜の仕事に向けての「やる気」には影響する。

結局、遅い昼食兼夕食の量は増えてしまう。やはり昼飯抜きはからだに悪いか。

しかし、一日三食より悪いという証拠はない。

ヒマな人間ほど昼食を定期的にとりたがり、そして成人病になり、忙しい人間は夜の〝まとめ食い〟で成人病になる。考えてみればどちらも当たりまえのことではある。

暴言

「非常識患者」の〝怪〟

ある春の夜の一〇時。当直でのことであった。救急外来担当のナースから電話が入った。患者さんとの電話対応に困って、ラチがあかないので「電話を代わってほしい」との依頼であった。さっそくつないでもらう。

「もしもし、どうされました?」

いかにも乱暴な口調の、中年くらいの男性の声が耳に押しいってきた。

「T大学の医療センターで腎臓が悪くて診てもらっているが、水を抜いてもらえるか?」

緊急透析をしてもらいたいという意味なのか、利尿剤をほしいという意味なのか、よくわからない。

「T大ではどういう診断でかかっておられました?」

「腎臓だよ、腎臓!」

「透析をされていたのですか？」

「そんなこといちいちいわせるな！　アタリメェだろうが」

「それでいまどんな具合なんですか？」

「夕方からビールのんだら調子悪くなって、足がむくんできたんだ」

「とりあえず拝見して利尿剤くらいは出せますが、この時間にとつぜんの透析は当院では無理です。T大に電話されてはどうでしょう」

「ウルセェ、オメェのところは公立だろう？　診るのか、診ねぇのか」

「来てもらって診察したうえで……」

〈……ガチャン……〉

あとは「ツーツーーー」の音。

本当に病気が悪いというよりは、自分の病気が良くならないことにイラついているのか、酔っ払っているのか、よくわからない。いずれにしても真剣な医療上の相談ではなく、ハナから来院する気もない。病院相手のウサばらしか。

こちらは、こんな患者が来なくてよかった、という安堵感と、それにつけても暴言を浴びせられたあと味の悪さ……。

あとで救急外来のナースにことの顛末を話すと、ナース相手にはもっとひどかったらしい。相手の最初の電話の一声は、「おぅ、ネーチャン」であったとのこと。この中年ベテラン看護師、けっこうこのひと言には喜んでいた。

まぁ、それにしても、である。シラフであっても、T大でも問題患者であるに違いない。そしてこの種の患者は、決して病気であるがゆえにこの種の人間になったのではあるまい。病前からこの種の人間であったのだ。

ということは、世のなかに非常識な人間がいる程度に非常識な患者がいる、と思わざるを得ない。

熱中症

ネーミングの〝怪〟

梅雨が明けて、今年も猛暑の夏がやってきた。

人びとは海へ、山へ、海外へ——。楽しい夏休みの話題とともに、この時期、新聞・マスコミを賑わすのは「熱中症」の患者さんのことである。

炎天下でのスポーツや農作業、あるいはクーラーや扇風機もない、締めきった部屋での眠れぬ長い夜が熱中症をひき起こす。持続的な高体温に脱水症が加わる。気分不良、倦怠感からやがて意識障害を起こしてくる。早急にからだの冷却と水分の補充をしなければ、ときに死にいたる。

お亡くなりになる方の多くは高齢者である。体温調節中枢やのどの渇きを感受する中枢の機能不全が「熱中症」に関与するといわれている。むずしいことはともかく、体力の低下したご老人を水も飲ませずに、長時間蒸し風呂に入れたらどうなるか、医学的な理屈は知らずともわかることである。

わたしがまだ子どもだったころ、いまでいう「熱中症」が話題になることはなかったように思う。地球温暖化や、このところの異常気象で「猛暑」のレベルが上がっていることは確かである。それよりも「熱中症」の対象者、すなわち高齢者、それも後期高齢者の増加が「熱中症」による死亡者の増加に深く関与していることは想像に難くない。それともあのころは「熱中症」が別の名前で呼ばれていたのだろうか。

話は変わる。

ひと昔まえ、いまでは何の違和感もなく使われている「認知症」という診断名が問題になったことがある。「老人ボケ」ではあまりに殺伐として非医学的、ということで生みだされた比較的新しい診断名である。

しかし、当初からこのネーミングには専門家の間でも異論があった。「認知症」は「認知」し過ぎてまわりが困る病気ではなく、認知機能が衰えてまわりが困る病気のことである。誰が考えたのか、医学的にも日本語的にもおかしなネーミングである。通常、「○○症」の○○には病的な異常状態を示す言葉が入る。たとえば、

「血小板減少症」、「肝硬変症」、「記憶喪失症」「肺線維症」「骨粗しょう症」……といったように。

さて、「熱中症」は日本語としてはどういうことになるだろうか。

熱の中にいると生じる病気という意味だろうか、それとも熱がからだの中にこもってしまうという病気の原因を示す意味だろうか。少なくとも、我を忘れて勉強に「熱中」した人がなる病気ではなさそうである。まして、隣家のかわいい娘にお熱を上げるストーカー病でもなさそうだ。年齢的にはものごとに熱中することもなくなり、熱の中にいることさえ忘れるような年代の方に頻発する病気である。

何かおかしくありませんか、この「熱中症」という診断名——。

「熱不感症」「熱不応症」なんてどうでしょう。なにごとにも熱中できなくなった「熱中不能症」、これは軽症・初期の認知症状態かもしれない（最近の自分のことです）。昼間から仕事もせず、学校にも行かずに街中ゲームセンターでフラフラしている若者は「熱中不能症」の早期発症型かもしれません。

クールビズ

風が吹けば桶屋が儲かるの〝怪〟

九州、中国地方にバケツをひっくり返したような「豪雨」で大きな被害をもたらした梅雨前線が北に去って、明けてみれば今度は「猛暑」の日々である。豪雨と猛暑の夏はこの数年、わが国で常態化している。なんでわが温帯国家はこんな熱帯雨林のような気候になってしまったんだろう。

どうもその一因には、持続的な炭酸ガス過剰排出に端を発する地球全体の「温暖化」があるらしい。炭酸ガス（CO_2）発生の大きな要因のひとつには、石炭・石油などの「化石燃料」の過剰消費があげられている。

――ガソリン車はやめてハイブリッド車や電気自動車へ切り替えましょう。化石燃料による発電・電力消費を控えるために、エアコンの設定温度はこれまでよりも〝少し高め〟に設定しましょう。そして服装も少しラフな涼しげなものにしましょう。公的な会議の席であってもノーネクタイ、上着なしでもよろしいですよ。

これを「クールビズ」といっているらしい。まさしく、「風が吹けば桶屋がもうかる」の図式である。論理的には合っている。ここまではなんとなく納得できる。ただわたくし、「みんながやれば怖くない」方式に、あまりなじめない。もともとそんなに汗かきでなかったこともあるが、夏でもネクタイが気にならない。みなさんがクールビズのなかで、わたしは勝手にネクタイと上着を貫いている。別に信念ではない。気にならないだけ、めんどくさいだけなのである。

ネクタイをしめれば、いつでも白いワイシャツですむ。色違い、デザイン違いのオシャレなシャツをそろえる必要もない。洗濯さえすれば、白半袖ワイシャツ、ネクタイ、上着のセットは〝オシャレ〟からもっとも遠いところにある服装と思っているだけである。

ところが最近、クールビズ会議のなかにいると、このネクタイ・上着のオッサンがひとり浮いてしまうようなのである。

「先生、そんなムリしないでネクタイはずしなさいよ」――。ヨケイナオセワダ。ワタシ、フトコロモ、カラダモジュウブンスズシイ。

サラリーマンや公務員が背広とネクタイの着用をなかばユニホームのように強い

られていた時代、組織としての「均質化」（こんな服装なら、営業でも公務でもだれからも後ろ指を指されない）という〝無言の圧力〟があったように思うが、どうも最近「クールビズ」にも別の意味で〝均質化の圧力〟がかかりはじめているように感じる。

「クールビズ、みんなでやれば怖くない」

「上着、ネクタイなしでもよろしいですよ」

――このキャッチフレーズが、どうも「このクソ暑いのに上着を着てネクタイしめているやつはおかしい」という風潮に変わりつつある。

不潔で他人に不快感を与えなければ「服装くらい自由にさせてよ」というのは、かつてノーネクタイ派の言い分であったように思うが、いまではネクタイ派の言い分に変わりつつある。風が吹いても全員が「桶屋」になるとはかぎらないのだ。

でも、この「化石燃料の抑制」という風が吹けば、結局、炭酸ガスを排出しない「原子力発電の推進」という桶屋がもうかる仕組みになっているのではないかな、と長らく疑っていたが、こっちのほうは「汚染」という決定的な問題でつまずいた。

ひとり残された「化石燃料・温暖化」はこれからどうしたらいいのだ？

スーパークールビズ

「服装の革命」という〝怪〟

福島原発問題に端を発した節電運動で、接客業としての医療界もクールビズ一色である。

「冷房温度を例年より高めに設定しよう」

「複数のエレベーターの一部を運転停止にしよう」

「不要な照明を切っておこう」

こうしたスローガンは、節電効果も実際にあろうし、理解もできる。

ただ、そのこととクールビズは直接結びつくことであろうか。

たしかに冷房温度を高く設定して、少しは涼しげな服装でこれをしのごうとする気持ちはわからないではない。しかしそうはいっても、アロハ、短パン、サンダルはダメである。どこかに最低限の服装の制限と、守るべきマナーは残っていたようである。最初のころは……。

しかし昨今のクールビズは「スーパークールビズ」と称して、アロハ、サンダルも解禁のところが出てきたようである。そのうち、日中三五度以上では「ヌードも可」、などと言い出しかねない風潮である。

過日、ある医師会の納涼会に出席した。一〇〇人ほどの出席者のうち、背広にネクタイは、わたしも入れて数人だけであった。ほとんどはノーネクタイ、シャツのみである。医師会の先生方のクールビズは「すでに徹底している」とみた。

というよりは、日々の診療のなかで、すでにネクタイ着用の風習はなくなっているのかもしれない。むかしからクールビズなのだ。それでも以前は、納涼会・新年会など、いちおうオフィシャルな席ではもう少し背広・ネクタイ組がいたように思う。もともとクールビズだった医師会先生方から「よそ行き」の服装が消失したというべきかもしれない。

七月中旬、梅雨明けの神戸で学会があり、参加した。ここには大学、研究機関、公的病院の先生方が多数参加されている。

さて、この方々のクールビズ度である。背広にネクタイの完全正装、上着なしでネクタイ着用（この場合のネクタイは何なのだ?）、上着ありのネクタイなし（この場合の上着は何なのだ?)、上着もネクタイもなしの完全クールビズ派、それぞれほぼ四分の一ずつであった。さすがに人前で発表、討論という場所では、まだ「よそ行き」の服装が残存していた。

さて、頼りになる政府の強力な指導と、責任感にあふれる東京電力幹部の努力のもとで電力供給体制がいずれ一〇〇パーセント復旧し、存分に冷房ができるようになった場合(そんなことはどうもなさそうだが)、今回「節電効果」ということから臨時に設定されたはずの「クールビズ」は廃止され、背広にネクタイの「よそ行き服装」も復旧するのでありましょうか。

おそらく電力供給体制と同様、服装の復旧もなさそうに思える。いったん崩れた「服装の軽減化」は、おそらくもとには戻らない。ひとはいったん楽を覚えると、もとの苦労はできなくなるものだ。そして外界の温度設定とは無関係に、服装自体はやはり「軽減化」していく。

今回は外界の温度設定という外圧があったので、「みんなで渡れば怖くない」という意識のもと、これまで「だらしない」「ふだん着」と思われてきた「服装の軽減化」を公的席上にまで拡大してしまったのである。

今回のクールビズ運動は自然発生的に起こった「服装の革命」である。それにしても、やっぱり日本人は外圧がないと変わらないのかねぇ。

今回の「革命」で打倒されたのは「よそ行き」であったが、そのうち「背広にネクタイ」が異様ないで立ちとして見られるようになり、ランニングシャツに短パンでの診療ができる日が来るのかどうか。もっとも、スケスケ超ミニ姿の看護師さんはすでに夜のネオン街や、秋葉原あたりには出てきているようだが……。

涼しさや　人さまざまの不恰好　（正岡子規）

変の章

大学の変容（二）

——産学協同への積極的転換の〝怪〟

社会が変化し、政治が変わり、旧人類のオジタリアン、オバタリアンから「新人類」が世のなかの多数を占めるようになって、大学もいろいろな面で変わってきた。それぞれの大学や学部に生じた変化は、学部の設置基準やカリキュラムの変化、学生選抜の方法の多様化など、数多くあるに違いない。

そのような個別の変化とは別に、社会における「大学のありよう」という視点で俯瞰《ふかん》してみると、この三〇年ほどの間の、より深層での大学の変化を見てとることができる。

その変化は「大学の自治」の崩壊と、「産学協同」の許容から、むしろ「産学協同」への積極的参加への〈転換〉である。この二つの変化はおそらく表裏をなしている。

一九六〇年代後半から七〇年代前半、全国の「全共闘運動」が敗北のなかで終焉したころまで、「大学の自治」なる概念は間違いなく残っていた。「知識」というものが、現実社会の利害・利益から独立したものである、という認識は残っていたのである。

悪しき「象牙の塔」であってはならないという、大学のあり方への批判は全共闘運動のひとつのモチベーションであったが、「象牙の塔」が開かれるべき相手は現実社会の利益代表たる企業ではなく、じつはどこにも存在しない「市民」であり、概念的に考えられた架空の社会一般であった。そのかぎりにおいては、全共闘運動は初めから政治的な効果の期待できない「理念的」な闘争であった。

しかし、その結果に自覚的であったかどうかはともかく、大学は「開放」されてしまったのである。実態のない相手に開放された「象牙の塔」は、現実には何のためらいもなく「企業」に向かって開かれたのである。

その〈転換〉の開始がいつのころであったかはわからない。一九八〇年代初頭には、そのような転換の傾向がすでに始まっていたように思われる。全共闘運動の終焉からの十数年は、大学にも企業にも、相互に何か「開放」に対する〝ためらい〟のようなものがあったように思われる。

この時期は「象牙の塔」の側にも、門を開かれてしまった企業・社会の側にも、無条件開放に対する何か共通の倫理観の残渣《ざんさ》があり、その残渣を消し去って〝心の整理〟をするに要した期間といってもよいかもしれない。個々人についていえば、この期間は「日和《ひよ》った」全共闘運動家が、その〝ためらい〟を心の奥底にしまって、実社会へ没入していくための準備期に一致する。

学会での発表に企業研究所からの演題が増え、企業研究所との協同研究、大学研究者の企業研究所への転職、企業からの委託研究、そして最近では企業献金による大学内での研究講座（寄付講座）の開設なども珍しいことではなくなっている。その結果、最近では研究発表論文、講演には企業との利益関係の「有無」を表示することが一般的になってきている。

研究成果の製品化・特許申請権を見越した企業からの研究費。膨大な研究費なしては先端を走ることができなくなった「進歩した」研究――。アイデアよりは「研究仮説」を証明するための器材と材料費の調達が、なにより研究者の業績を左右する。そのため、研究費の取れない研究者は「一流」の研究者ではありえなくなってきている。

たしかにこのような傾向は、大学に「自治」の概念が失われ、ついで「知識人」という人種（観念）が失われていく過程に一致している。学問は進歩し、技術も進歩し、知識の量は飛躍的に増加しているのに、「知性」を失った人種が大学を跋扈《ばっこ》するようになっている。

――是非に及ばず。現実を示せばこのようになる。

では、「象牙の塔」は開放されなかったほうがよかったか?

よりグローバルな、そしてより長い歴史のなかで「全共闘運動」が批判的に総括されるとすれば、開かれるべき相手がないままに、結果としてこれを「開放してしまった」という点に集約されるかもしれない。大学の解体は、皮肉なことにもっとも「開放されたくない相手」によって集約されたのである。

大学の変容（二）

知識人の育成から臨床テクノクラート産生への〝怪〟

社会から独立した「象牙の塔」の中での〈知〉の存在が、実体としても概念としても失われてみれば、大学に求められるのは知識と技術の伝授のみである。断片化された知識をいかに効率的に伝達するのかという教育技術者が求められ、ときに、その技量において予備校講師が大学教員に勝るといわれることになる。存在自体が学生を感化するような「教育者」という人種も、わずかに体育会系教員の一部に生き残るのみで、実質上「死語」となっている。

医学部に関していえば、専門化され細分化された医学は、講座の主任教授といえども、自分ひとりでもって、自分の専門の全領域をカバーするような講義ができなくなっている。一臓器の講義を、その解剖、生理、炎症、腫瘍、機能異常までおひとりでなされる教授は、いずこの専門領域にもすでに絶えて久しい。教育者は消失し、講義は無数の教員による分担講義に置き替えられている。

大学病院経営上の観点から、医師は「臨床」という名の労働行為による「利潤」の追求を求められる。研究業績が組織のなかで昇進していくための医師の基幹業務であるとするならば、「臨床」という労働行為はもっとも個人の時間を消費し、精神的負担を強いられるという点で、「研究者」としての医師の活動性を阻害するものとして扱われやすい。

たしかに、患者との〈接客〉を介した、臨床的な知的好奇心と基礎的医学研究に対する好奇心とは、多くの医師において一致しない。とくに組織内での上昇志向の強い医師にとって、「臨床」はもっともいやな医師業務となる。

「象牙の塔」の開放、〈知〉の解体は、結果として、「知識人」の産生よりは「臨床テクノクラート」の産生という流れを必然的に生み出した。役に立たない〈知〉は不要、ということは、そのままプラグマティックな医療に直結する。そしてそれは、臨床における「全人的な医療」の達成よりは、器械的な医療技術の修得が臨床の目標になる。

その点でいえば、「学位」という権威より、専門医資格を追いかける医師群の出現は、人間の「生存」という視点のみからみれば、よい結果をもたらしているかもしれない。なにしろ「全人的医療」をめざした昔の東大の大物内科教授は二〇パーセントも「誤診」していたのだから……。

さて、そこでの基礎的医学研究は、最近まで古典的〈知〉の追求にもっとも近い医師の活動領域であったかもしれない。作業仮説を立て、実験を行ない、結果を解釈し、でき得ればヒトの生命現象の解明に何ほどかのインパクトをあたえる。

しかし、この実効性を持たない基礎的医学研究は、これまた現在「ひん死」の状態にあるといえる。成果が臨床に、結果として企業的な「製品化」に直結するものでなければ、研究の意義そのものがなくなっている。逆にいえば、そのようなことを前提にしてしか、研究費が公的にも企業からも得られなくなってきている。現在、医学的〈知〉は「利潤」に結びつくことによってしか、存在できない。

教育、研究、診療という、大学医学部の基本的な「柱」が一人の医師によって担われることがとうの昔に不可能になり、それぞれの「柱」がさらに小さな「梁《はり》」に解体され、それぞれの医師は臨床においても研究においても、その効果・利潤を直接求められるような場所にしか住めなくなり、教育者としての医師は、そのような医師を育成することのみを強いられるような環境におかれている。

一人の医師の脳と腕、知的作業とメシのタネが解体・分離され、このようにして社会的には豊富な知識をもちながら、欠落した知性を有する「非常識人」が大学に大量に存在し、かつ生産されていることになる。

金髪・ピアス

当世医学部学生風貌の〝怪〟

学生の試験監督は、講義担当者の年中定例業務のひとつである。医学部三年から四年生にまたがるブロック講義（臓器・機能別系統講義）、五年生の臨床講義、六年生の総合講義など、それぞれの講義に対して中間的、総括的評価としての試験。試験問題の作成を含め、試験に対する担当教員の「拘束」は一大仕事である。

ある年の、医学部五年生の試験のときのことである。

まず一般的な試験時間中の注意を与え、問題用紙の配布、そして試験開始。学生名簿を片手に、学生票、学生番号と欠席者の確認に入る。試験開始後、一〇分たっても空席が一つある。やれやれ全員が合格でも、この一人のために追試問題をつくり、彼一人のために再び一時間の監督時間をつくらねばならないか、と思っているところへ、かの学生が息を切らして入ってきた。ホッとしたのはくだんの学生というよりは、監督のわたしであった。

最近までわたしの在籍していた医学部学生に、カンニングなどの不正行為は見当らない。倫理の向上であろうか、それとも試験問題の難易度の向上と問題数の増加のため、「となりの学生」の解答自体に「確実性」が保障されないためであろうか。したがって監督者の見回りは、「見張り」というよりは、問題に対する学生からの疑義についての対応だけである。それさえなければ〝散歩〟である。

答案用紙に首っぴきの学生の間を何となく歩きまわる。

本日の受験生は一一二名。茶髪というよりは金髪に近い男子学生三名。よく見れば、赤茶色に髪を染めている学生一六名。ピアスをつけた男子学生四名。毛ずねを出して半ズボンの学生八名――。同僚教員によれば、これらの風貌と成績との間に「関係はない」とのことであった。毛ずね、金髪、ピアスの学生の一部はむしろ、成績上位の学生だという。

試験期間が終わると病院での臨床実習が始まる。クラス担当から髪の毛を「黒く染めなおす」ように指示される。そして医者のタマゴらしくなって病棟にあらわれる。いちおう「よそ行き」が生きている。さて、医学部以外の、文系学部での学生「風貌」はいかがなものであろうか。

そして数年がたち、医師になった学生たちは「研修医」として病棟にあらわれる。あまり派手な色ではないが、学生の「人工黒髪」から徐々にオシャレの髪染めの医師たちが増えていく。女性医師の場合、地毛色のままはほとんど見られない。ご時世であろうか。

医師の適格性

「選別の基準」という〝怪〟

世のなかは「夏休み」に入った。大学四年生にとって、この季節は「ひと休み」の期間である。四月進級とともに、実質上の就職活動が始まる。いわゆる企業からの「青田刈り」の開始である。夏休み前、すでに一部の学生の就職先は決まる。決まらなかった学生は夏休み明けに、再び秋の就職活動戦線に突入することになる。

さて、この企業就職における選考法のことである。多くの大手企業の面接試験は「数次」である。ある企業では四〇人の募集に対して、応募は三〇〇〇人。面接官は一次の人事部長クラスによる書類選考から、筆記試験を経て、徐々に上位の人間に上がっていく。最終六次の「重役面接」で最終四〇人は決定される。

この間に、企業によっては「集団面接」なるものが挟み込まれる。まったく面識のない応募学生数人が一つのグループにまとめられ、そこにある課題が与えられる。たとえば、「若い女性相手の〇〇を開発するとき、他社製品の××よりも優れたものを作るには？」などといったものだ。ただそれだけである。

取り囲んだ数人の面接官たちは、だれが音頭をとり、だれが建設的意見の持ち主であり、だれがイイカッコシィのでしゃばり野郎で、だれが下を向いて何もしゃべらない人間であるかを、じっくり四〇分ほど見物することになる。

さらに次のレベルでは、企業によっては「圧迫面接」というものがある。応募学生たちに、本日の面接が「イジメ」に近いものであることが前もって告知される。

たった一人の、大学四年の若者・小娘を取り囲んだオジサン面接官たちは、意図的なあげ足とり、無理難題を三〇分ほど吹っかけ、「精神的圧迫」を加え、学生たちの反応を見る。ときに、応募者の応募用紙（本物であろうか？）を目の前で破り捨て、学生の反応を見ることまでしているという。泣いたものはダメ、切れたものもダメ、下を向いての沈黙もダメらしい。この種の面接が現在でも行なわれているかどうかは知らない。

たしかなことは、この一〇年ほどの間で自分の息子と娘の、大手とはいえ、必ずしも一流というほどでもない、それも異なる職種の企業に「共通」の学生選抜の方法であったことだ。ちなみに息子の場合は、内定のあと、さらに東京近郊の地で一カ月間の「体育会系地獄の合宿」（共同生活）が待っており、週末のみ許される外出・外泊から合宿所に戻ってこない学生が一五パーセントほどおり、ここでも選別は継続された。

この地獄の合宿の主催者は、じつは企業から委託されたこの種の「シゴキ」の専門グループであり、合宿の最終段階で全員が正座し、学生に頭を下げ、事情の告白をしたとのことであった。

話したかったことは、ことの是非ではない。生き残りをかけ、同業他社から一歩でも先に抜けようとする企業は、その目的に照らして、このような激しい「適格性」を問いながら「人材」を選別しているということである。

では、より高度で、より複雑な適格性を求められる「医師」という職業において、この種の選別はいずこにおいて、いずれの時期になされるや、ということである。大学入試時の面接や小論文、医学部生活のなかでの評価では、ある種の精神的問題を持つ者だけがかろうじて選別されているだけで、「ほぼ無選別に近い」というのが現状でなかろうか。

大学生生活の想い出は就職活動、という笑い話がある。大学が「学問の府」という建前さえ捨てることができれば、大学はこの就職活動の一年間によって最高の人間形成の〈場〉になっているかもしれない。企業の力を借りて……。

ジェネレーション・ギャップ——新人類の〝怪〟

しばらく前に「新人類」という言葉が流行った。いや、流行ったというよりは、そのように呼ばれる人類が〝旧人類〟のあと、実際に出現した。

世のなか、生まれが一〇年も違うと、どの一〇年差をとっても、この変化の流れの速い時代、お互いに「ジェネレーション・ギャップ（generation gap）」を感ずるのは当然のことである。

しかし、この新人類と旧人類との差は、たんなるジェネレーション・ギャップでは説明がつかないようである。ジェネレーション・ギャップの場合には、その根底にいちおう共通の価値観が流れており、言動、考え方は時代・年代による表現型の差としてあらわれるが、どこかで相互了解が可能な部分を残している。

新人類の場合、旧人類との間に、どうもその根底に時間差・年齢差だけでは説明のつかない価値観・考え方が出現してきているようだ。旧人類も新人類もお互いに、その〝差異〟を言葉としてうまく表現することができず、その「ギャップ」に対し、互いにストレスを感じ、ときにヒステリックになって対立する。

ときどき、「このオッサン、なんでこんなことにカリカリしてるんだろう?」という新人類の反応をしばしば経験する。そもそも問題そのものが、彼らには問題ではない場合もあるのだ。カエルの面《つら》に……という感じなのである。

ストレスは「……をかけた旧人類」のほうが「……をかけられた新人類」に比して、より大きい。価値観のみならず、言語表現自体が違ってしまっている。文化が違ってしまったのだ。日本語としての名詞は通じているのに……。

新人類の親たち、すなわち旧人類たちの最後の時代は日本経済の絶頂期、高度経済成長の時代に一致していた。さほど甘やかされた意識もないままに、旧人類の子どもたちは何の前提も保留もなしに、豊かさのなかに放り出された。新人類たちは、自分が存在していることの根拠を意識せざるをえないような〝危機〟に遭遇することはなかった。その意味で、新人類は間違いなく旧人類のつくった社会と時代の〝落し子〟である。

存在自体を疑ったことのない世代。生き方のなかで理念的な選択を強いられたことのない世代。一億総中流意識のなかで億万長者にも餓死者にもなれず、同一の階層のなかでのみ競争するジェネレーション。能力的にも経済的にも、相互の交換性を閉ざされた層別化。自分の存在する階層のなかでのみ生じる、そしてそれは階層を飛び越すことが困難な閉塞的な差異。しばしば尊大な態度は同一の階層のなかでのみ発揮され、異なる階層には及ばない。

同一階層内での上位に対しては〝卑屈〟、下位に対しては故《ゆえ》のない〝蔑視〟が発生する。そして、複数の階層が混合する組織のなかではもの言わぬ〝子羊〟に変身する。

旧人類であっても、同一階層内「種族」とみれば、新人類の態度は時にジェネレーション・ギャップを飛び越える。上を上とは見ない〝小生意気〟という態度が「悪意」とは無関係に出現する。

階層内での安定を脅かすようなリスクは思考の結果ではなく、ほぼ条件反射的に、瞬時にして彼らのなかで排除される。みずからをリスクのある立場や状況に置くことを極端に避ける傾向にある。

階層を飛び越えた危機に対しては〝抑うつ〟を感じるのみであり、決して納得はしないが、議論にはならない。主観としての主義は、いわば処世術のレベルにあり、客観的な正義を問うことはしない。

現在に至る原人が、旧人ネアンデルタール人を放逐したほどに対立的ではないところはいまだ救いである。長寿社会とはいえ、旧人類が高齢化でいずれ自然淘汰され、新人類のみに置きかえられた社会がどのようなものであるか、心配でもあるが楽しみでもある。自分で見ることはできないが……。

世代の変容

「価値基準」喪失の〝怪〟

「イジメ」の問題が新聞・マスコミをにぎわしている。小学校高学年から中学生にかけての子どもたちに多いようだ。

陰湿な「口」によるイジメにとどまらず、「手」の暴力、さらにエスカレートして「ナイフ」の暴力、「自殺」の強要にまで至っている。持続的なイジメの一方で、ごくささいなことに〝カッ〟となって相手を殺傷するような、衝動的暴力も多くなっている。

現代の若者が、なぜこうもささいなことに切れたり、よくわからない理由でイジメに走ってしまうのか。単発の原因明瞭なケンカで終わらずに、なぜ継続的なイジメに発展してしまうのか。――わからないところである。相手を殺傷してまで、守るべき〝自己〟があるわけでは無論ない。すぐ切れる理由の大半は、むしろ〝動物的〟な反応にあるように思われる。

「うざい」という言葉の実態は、理由のない、生理的な嫌悪の表現であろうか。最初の小さなきっかけが、閉ざされた社会や組織のなかでのこづきあい合戦をくり返し、次第にエスカレートしていき、やがて当初の小さな原因などどこかへ霧散して、感情的な「しこり」だけが雪だるまのように肥大してしまった結果なのであろうか。

かつて日本の社会が豊かになり始めたころ、「団塊の世代」と呼ばれる若者たちを暴力的な行動に向かわせたものは、ある種の社会的、政治的な要求であった。かれらは、社会や組織のあるべき理念、政治的なポジションをめぐって、対立する理念に向かって暴力を行使した。

労働組合の肉体行動（ストライキ）は、直接的には賃上げ、物取り闘争であったが、表面的にはある種の「理念」による理論武装がなされていた。これらの明確な物取り闘争も、あるべき社会の姿をめぐっての実態のない理念闘争も、経済的な〝豊かさ〟という無色透明の非政治的成果を敵味方に分けへだてなく与えて収束した。

この団塊世代の子どもたちは「ポスト・モダーン」と呼ばれる、豊かな大衆消費社会の時代の〝落し子〟である。

「最低の資本主義よりも貧しい理想的な社会主義国家」という現実は、貧困を前提にしていた政治思想・経済理論を空洞化してしまった。理念は戦うべき相手を失い、逆に攻め込んでくる相手も消失してしまったのである。

残ったものは、豊かな、ニュートラルな、価値的には何でもありの社会であった(三島由紀夫)。その結果として、上司の不正があろうと、その不正で会社が倒産しようと、肩たたきにあって理不尽な左遷に会おうと、決して「切れない」ジェネレーションをつくり出した。もちろん自分の組織とは直接関係のない官僚の贈収賄など、打倒すべき暴力の対象になるはずもなかった。そうして、餓死の手前で国家が救済してくれる〝制度〟ができ上がっていたのである。

何をされても切れないこのお父さんたちの息子。よくわからないささいなことにすぐ切れてしまう衝動的暴力、外部からは正体不明の理由で継続的、陰湿なイジメに向かう子どもたち。そしてその子のおじいちゃんたちは、本当は何だかよくわからない「理念」や「体制」という〝風車〟に向かって剣を振り上げ、ひとり自滅していった世代――。

思い出してみるに、団塊の彼らは、日常生活のなかでも自分の子ども(自分)をぶん殴っていたお父さん、ガキども（自分）を怒鳴りつけていたカミナリおやじの存在と時代を一にしていた。

社会的・組織的に、ある種の「道徳」の基準や守るべき「理念」があった時代は、それに向かって言動を矯正しようとする暴力があった。暴力に、理念・倫理・道徳などの後ろ盾があったというべきかもしれない。

価値の多様化を許容する豊かな社会は、結局のところ、これらの後ろ盾が霧散し、回帰すべき基準を失い、ついでに手段としての暴力も失い、個々人の感情的差異だけが拡大していった。そして、個人個人がその差異を他者に押しつけるというよりは、他者の差異が自分に入り込んでくることを拒絶するための暴力が、いま多発しているともいえる。

暴力二世代に挟まれた、何をされても切れない「ポスト・モダーン」のお父さんたち。どこか隔世遺伝的な感じがしないでもない。こんな時代、世代を超えて「共有」できるものが、日本や日本人のどこかに残っているだろうか。すぐ足元にありそうでもあり、永遠の暗黒の中にしかないようでもある。

常識の変容

〈健全〉な市民の〝怪〟

だいぶ以前のことであったかと思う。本屋で「万引き」した中学三年の男子が、店主に追いかけられて私鉄の踏み切りに侵入し、電車にはねられて死亡した。追いかけた店主に「配慮が足りない」、「人殺し」などの非難が相次ぎ、この店主は閉店を余儀なくされたという。いやはや、なんともはや、と感じたことである。

世のなか、世の人の一部の〝常識〟はことほど左様に狂ってしまったのである。このようなクレームをつけて〝恥ずかしい〟とも思わない「市民」が、真面目な顔をしてわれわれのとなりで生活しているのである。

少なくともわたしの常識では、本を万引きした中学生が一〇〇パーセント悪い。年齢が三歳であっても十五歳であっても、他人のものを盗ったものが絶対に悪い。次いで、そのことをとがめられて謝罪せずに逃げたことは絶対に悪い。

そして、そのような子どもを育てた親と家庭環境に「相当の責任」がある。

さらに、そのような犯罪行為がその中学生のクラスや学校にかなり蔓延しているのであれば、そのことを矯正できなかった学校と教師に、義務教育という条件の下では「いくばくかの責任」がある。

どこをどうつついてみても、万引きをとがめた店主に「一分の責任」もあるとは思われない。自分の店の商品を万引きされて、追いかけなかった店主がいるとすれば、それ自体が非行の温床・誘発であろう。

しかし、現実の世間の反応は違っていた。

中学生の「死」に対する感情的反応がことの「善悪」と混同され、マスコミを通して拡散したのである。かわいそうな者・弱者は正しく、強い者が間違っているという「居直り」の風潮がマスコミに蔓延している。価値や道徳の〝多様化〟がこのような「常識」の逸脱を許容するものだとしたら、この国の人間は間違いなく、異常者の世界に向かっている。

今回の出来ごとでも、結果的に「店主の責任」について問うことは無理である、との世論で落ちついたからよいようなもの、問題は、このような「異常な常識」を有する人間が少なからず、一般常識人のなかに潜んでおり、時として問題の設定を変えて水面上に浮上することである。

真に恐ろしいことは、このような「異常な常識人」が、当の問題を除けばきわめて平均的な〝常識人〟として生活をしている「市民」であることである。ある常識的日本人、あるいはその家族が「病」をえた瞬間に、じつに過剰な「患者の権利」を振りまわす人種に変貌するのは、やはりこの類いのことであろうか。

結局、この店主はその後の世論の支持にもかかわらず、「万引きを注意できなくなった」との理由で店を閉めた。この常識的店主をこの事態に追いやった「異常な常識人」を追及するマスコミはいなかった。追いかけられて電車にはねられて死んだ子どもへの責任を報じるなら、その報道の結果、一人の店主を閉店に追いやった「一般人の常識」の責任を問うのもマスコミの責任であろうが。

精神障害

「責任喪失者」という〝怪〟

たいへんデリケートな問題で公的に議論されるのを耳にしたことはないのに、事件があるたびに世間一般ではかならずといってよいほど「ヒソヒソ」と話題になることを取り上げたい。これに関してわたし自身が何かの結論をもっているわけではない。ただ問題点を整理して、そのモヤモヤをはっきり言葉にしてみたいと思っただけである。

だいぶ以前のことであるが、乗客五〇〇人以上を乗せた旅客機がハイジャックされ、さいわい乗客全員は無事で、飛行機も無事空港に降り立ったが、機長はコックピットのなかで犯人に刺殺される、という事件があった。犯人は二十七歳の男性で、精神障害での入院歴があり、奇妙な行動・奇声などから、となり近所でもその「異常性」が以前から知られていたという。

この犯人の場合、精神障害は明らかであり、その「異常の有無」は問題にはならなかった。

しかし、それよりも軽症（?）の精神障害については、事件のあと、その〝有無〟が問題になることは少なくない。最近では、都内のある繁華街での、日中の「無差別通り魔」による殺傷事件の犯人がそうである。ふだんは無口で、おとなしい会社員であり、日常生活のなかでその異常性は知られていなかった。

いつも凶悪事件、変質事件が発生すると、犯人の精神状態が問題にされる。裁判のなかで精神障害が鑑定人によって証明されれば、その犯人の〝責任能力がない〟ということで、刑事被告人として罪に問われることはない。

したがって、この種の裁判で、検察はもっぱら犯人が責任能力を持った「正常者」であることを証明しようとし、弁護側は責任能力を問うことができない「精神障害者」であることを何とか証明しようと、互いに躍起になる。これが世間の井戸端会議の〝ヒソヒソ話〟の発端である。

——何かおかしい。弁護士が何とかして犯人を精神障害者に仕立て上げようとするのは、精神障害者の悪しき利用ではなかろうか。精神障害者に失礼ではないか。事件によっては精神障害があるかどうか、「鑑定」の是非をめぐること自体が裁判の目的になり、犯罪の事実関係は主要な論点にならない。精神障害をめぐって、その〝有無〟が別れるような事例では、罪に問われて「犯罪者」という「くくり」よりも、何とか「精神障害者」という「くくり」に入ってしまうほうがよいというのであろうか。そのように見えるのである。

そして、裁判が刑事罰からまぬがれ、何とか「責任喪失者」へ駆け込もうとする〝方便〟を駆使する場のように見える。どこか異様である。

精神医学的にはさまざまな「診断名」をあげることができるであろう。いまではどんどんと名前の変わってしまっている古典的精神病、心神耗弱《しんしんこうじゃく》、人格障害から軽症の心身症病名まで、それこそ多種・多様である。

病者（障害者）であるがゆえに、法的・社会的に寛容な救済措置をとることと、被害者の個人的・社会的救済はどのようにバランスがとられるべきなのだろうか。裁判による刑事罰は、被害者の〝個人的報復〟を避けるための、公権力による〝代行罰〟の意味も法理論的にはあったのではなかろうか。

「免責」ということで、被害者の犯人への〝報復感情〟は法的にどう整理されるのであろうか。免責というかたちでの法的な障害者救済は、どこかで被害者へ感情移入をした多数者（国民）による、「精神障害者はより犯罪を起こしやすい」という偏見を誘導してはいないだろうか。また、最近の被害者家族による過剰な報復感情をマスコミで見せつけられると、これもまた異様な方向に向かっているのではないか。そのように感じるのである。

冷静に、緻密に、かつ計画的に人を殺傷できるような人間はそういるものではあるまい。人を殺傷するような状況においては、その瞬間、その直前に何ほどかの〝精神的異常〟を証明することはむしろ普通であると思われるのだが……。

本日もカッとなって職員を怒鳴ってしまった。自分を抑えられなかったあの時は、緻密に心理状態を分析していただければ、ある種、精神に変調をきたしていたに違いない。免責してもらえるであろうか。

統合の失調

「うわさ」という〝怪〟

時代が、というより、時代に生きる人びとが、「うわさ」に対してますます影響を受けやすくなってきているように感じられる。少し冷静に考えてみれば、何の確からしさもないことに対して、テレビ、新聞、週刊誌、友人・知人の口コミなどを通して、一喜一憂し、不安になり、過剰に感激する。

そう、実生活のリアリティーを捨象《しゃしょう》したドラマ仕立ての「感動・感激」もまた、「うわさ」の変種です。そして何の自己反芻《はんすう》もないまま、他人にスルー（through）していく。

「うわさ」が確かであるための確認には、分析や周辺の情報が必要になる。この「分析」という思考回路が、人びとの頭脳からますます閉ざされてきているということでしょうか。

目や耳から入力された単独の情報が、直接的に大脳髄質（中心部）に到達してしまい、皮質（表層部）の分析回路を経ずに、これまたその人の口から、あるときは反射的に、あるときは別のうわさを合流させ、増幅されて発せられていく。

あふれるほどの断片的な情報のなかで、その情報を立体的に構築する能力を欠いた多くの現代人たち。情報が多くなるほど再構築は困難になり、不安は増大する。

それでも求める情報。うわさに踊る人びと——。この一連のスパイラルは、髄質に巣食った「不安」のなせるわざかもしれない。うわさを立てる者、うわさを横流しする者は、結局、うわさの被害者にしかなれない。

この秋のファッションは……、などと夏の真っ盛りに記事になると、だれひとり着てもいないものが、その秋の真実になってしまう。着ていれば安心、着ていなければ時代おくれの不安——。

「うまい」という評判のラーメン屋に列をなして、二時間待ちで遠方から食べに来る人。並べば並ぶほどに、うまいという評判は雪だるまのように増幅する。うまさは自分の舌の判断ではなく、待ちびとの長さで決まっていく。

しかし、このあたりに害はない。さて芸能であれ、政治であれ、人物評になると「うわさ」は悪化の様相を呈し、思想・宗教、政治になればしばしば「有害」となる。

健康問題も「うわさ」の有害事象のひとつである。「健康増進」に根拠のないお金を浪費し、医者の判断よりもとなりのおばさん、おじさんの意見が優先する。「からだに良いもの」の評価は、宣伝するタレントの知名度による。そしてファッションも健康食品も、三月《みつき》もすれば、だれもやっていない。そして次の不安解消の相手探し——。バッカジャナカロカ?

地震予知、放射線被ばく問題なども、冷静に見てみると、その実態とは別の不安と、その不安自体がひき起こす風評とを見てとれる。

自己判断と分析の消失、情報再構築不能の状態は、情報収集の手段を多くもつ者ほど〝知性の欠如〟として人間にあらわれてくるという特質をもつ。何十年も前のテレビの到来の時代に、「一億総白痴化」を指摘した評論家がいた。「統合の失調」は現代人を冒す基本的な〈病〉である。

責任の変容

「問われない」という〝怪〟

ある年（平成十五年）の一月中旬のことであったかと思う。あの有名な判決がアメリカ・ニューヨークの連邦裁判所から出された。ハンバーガーの食べ過ぎで肥満、糖尿病になった方々が、大手外食店Mに対して集団訴訟を起こした結果である。

判決はいう。「食べすぎた本人の責任である」

会社Mはいう。「もともとバカげた訴訟だ、常識の勝利」

が、このチェーン店のコーヒーを、ドライブ中のクルマで飲もうとしてこぼし、ヤケドを負ったオバサン（だったと思う）がやはり裁判を起こし、膨大な額の賠償金をせしめたのはそう古い話ではない。これは非常識の勝利ではなかろうか。日本の常識なら、訴えるオバサンの精神構造がまず疑われるだろう。

一方、真夏の炎天下、母親がパチンコに熱中して子どもをクルマの中に放置し、死亡させるという事件があった。パチンコから戻ってみると、子どもは「熱中症」

ですでに死亡していたという。

そのときのマスコミの扱いは、お母さんは子どもを亡くした「かわいそうな母親」という扱いであった。のど元まで出ていて、誰もこの母親を責めない。親の注意義務違反、虐待、未必の故意、どれに当てはまるものやら、当てはまらないものやら。

多くの日本人は、この母親はやはりおかしい、と思っている。かわいそうであっても、犯罪は犯罪、過失は過失。問われるはずの責任が問われない日本の非常識がここにある。

アメリカ留学時代、ある土曜日の朝。クルマの後部座席に二人の子ども（六歳、四歳）を乗せてドラッグストアーへ行ったときのことである。チョットした小物と新聞を買ってくるあいだ、おそらくは一〇分か一五分程度の時間であったと思うが、エンジンを切って、二人の子どもをクルマの中へ放置してクルマを降りた。季節は春。暑くもなければ、寒くもない季節であった。クルマのドアはロックした。

戻ってみると、一台のパトカーがわたしのクルマに横づけにされている。わたしはポリスから、「子どもだけをクルマの中に放置してクルマを離れたアンタの行為は児童虐待に当たる」と説明された。

子どもをクルマの中に残して店に入ったわたしを見ていた人が、すかさず通報したらしいのである。軽い説教だけで逮捕はされなかったが、放置時間が三〇分であったなら、わからない。

隅田川で子どもがおぼれて死んだら、「この川にフタをしなかった東京都が悪い」というようなアメリカ的常識よる「訴訟」が起こる前に、もう少し「常識的」な責任を問う風潮が日本に出てきてもよいのではないか。

危機管理

「責任の所在」不明の〝怪〟

平成二十三年三月一一日に発生した東日本一帯の大地震、それに伴う巨大津波による被害は宮城、岩手の三陸海岸を中心に、死者・行方不明者を合わせて二万四〇〇〇人以上に達している（平成二十三年六月時点）。

陸中海岸に点在する多くの港町は、まさに「壊滅」そのもので、国内外のレスキュー部隊が寸断された道路を苦労のすえ、たどり着いた被災地には、すでに救出すべき「住民」そのものはなく、レスキュー能力を発揮すべき「場」そのものが失われていたといってもよい。

ほうほうの体で逃げのびることができた被災者の、非難場所の確保と生活のサポートが、すなわちレスキューではなく、継続性をもった「支援」が現在の最重要の課題となっている。

この「天災」は同時に、福島での原発施設の破壊・放射能汚染という「半人災」

をひき起こし、いまマスコミのフォーカス（焦点）は「放射能汚染・拡散」の問題に移行しつつある。震災発生後三カ月を経過したいま、一連の対応を、少し冷静に「危機管理」という視点から見つめなおす時期にきている。

一般にいわれていることは、危機管理・対策における「マニュアルの不備」である。

「これほど大きなマグニチュードの地震は想定していなかった」

「これほど高い津波は想定していなかった」

——などまさに「想定外」に対するマニュアルの「不備」である。それゆえに、今後はより厳しい基準を設けて、それに備えなければならないという。

原発施設の「崩壊」にしても同様である。少なくとも、これほど大きな津波、重大な電源のダウンなども、想定されていなかった。おそらくこれまで、「想定内」のトラブルに対しては「マニュアル」に従って定期的に訓練がなされてきたのであろう。その想定内のトラブルに対して「マニュアル」が有効であったことも、おそらくあったことであろう。

他方、「マニュアル」があったにしても、その使用が「二〇〇〇年に一度」では、そのマニュアルの「存在」そのものが忘れ去られているということもありうるだろう（どうも今次の災害、半人災ではそのようなケースも数多くあったという話を聞く）。

一連の「危機管理」の報道をみていると、何か根本的な議論が脱落しているように思われる。危機管理とは、「非常」の事態にあって、その時点でもっとも「適切な判断」を、そのときもっとも「適任の人間」が下すことであるという視点である。「平時」のマニュアルや訓練・序列が無効であること、そのような「平時」の組織やシステムが機能しないことを前提に対処することが真の危機管理であるということを、どうも危機管理を唱える方自身が心の奥底に〝一瞬〟たりとも浮かんだことがないようなのである。幹部会も重役会も開催できないことが前提なのである。「トリアージ」のためのタッグ*も、前もって準備されていないかもしれない。状況によっては、黒タッグ五〇人に援軍なし、一人で対応しなければならないかもしれない。――さぁどうする？

チョットは役に立ちそうな「マニュアル」でさえ、昨年の「訓練」のとき以来開いておらず、現在その保管場所さえ定かではないかもしれない。

自己の「判断と指示」のみが、唯一危機に対応するスターター（開始の行為）であると、自ら認識できるか――。危機管理とはじつに、この一点にしかないように思うのである。

「対策マニュアル」づくりに忙しい方々は、平時のマニュアルが〝無効〟である状態が「危機」であるということを、真に理解しているであろうか。

もちろん、平時のマニュアルに従った訓練が無意味ということではない。ただ、その訓練の最後に、危機管理はみずからが責任を負うことを前提にした「判断と指示」である、ということの確認がなされていないことを指摘したいだけである。逆説的ではあるが、マニュアルを作成したうえで、マニュアルを当てにしてはいけないという教育である。

原発事故・放射能拡散が「非可逆的」な事態であることが判明したとき、東電の最高幹部たちは何を判断し、何を指示したであろうか？

原発冷却が汚染の拡散防止に必須であり、冷却水不足のために「海水」注入が考慮されたが、海水の注入はその後の原発施設の再利用を不可能にする。いわば、社（東電）のもっとも稼ぎ頭の施設をみずから「破壊」する決定を遅滞なく判断したであろうか。「遅滞」は責任の転嫁と、責任の分散化をもたらし、唯一決定すべき人間の「責任の所在」が不明になっていないだろうか。たとえ「放射能拡散」という、その結果が同じであったとしても。

「危機管理能力」が問われる事態は、今回の大災害のなかで、至るところであったに違いない。危機管理が「マニュアル」に則《のっと》った何ものかであると考える人たち、危機管理が何か任務を遂行するためのシステムやフローシートの構築の問題であると考える人たちは、もう一度単純に、「危機管理」とは平時のマニュアルから逸脱した〝一回限りの事態〟に対応する「判断能力と責任」のことであることを思いだして欲しいものである。

＊トリアージタッグ＝災害などで多数の負傷者が出たとき、症状に応じて治療の優先順位を示す識別票。

危機管理能力

――自己責任能力欠如の〝怪〟

東日本大震災で全校児童の七割にあたる「七四人」（教員を含め八四人）が死亡した小学校がある。

教育委員会の調査によれば、津波に対して、

（一）具体的避難場所を決めていなかった（マニュアル不備）

（二）校庭に児童を集めたあと、どこへ逃げるか教師が議論を始めた（教員の危機意識に関する根本的資質の欠如）

（三）すでに防災無線が津波警報を鳴らしている時点でも、保護者に児童を引き渡すのか、逃げるのかの議論をしていた（そのとき行動を決定すべき人間〈実質的なトップは教頭であったらしい〉の判断能力の欠如）

結局、避難を始めたのは地震から四〇分後。それも直接の裏山ではなく、川沿いの整備された道路による避難。そこで「津波」に追いつかれることになった。（以

上、平成二十三年六月十三日の全国紙夕刊による。カッコ内は著者）

同じ月、北海道のトンネル内で列車火災事故が発生した。車掌は「マニュアル」に従って札幌の本社へ通報。「火が見えない」との基準に従って乗客を列車から降ろさず。しかし、煙モウモウのなかで乗客は自主的に列車から降りて避難、全員無事であった。その後、列車は全焼、という事故であった。緊急の場で判断を放棄した車掌の教育ではなく、関係者はきっと、「今後はマニュアルを改訂する」というんだろうなぁ。

一見まったく異なる内容であるが、同じ月、平成二十三年六月十八日、同じ全国紙夕刊の報道によれば、二人の人間を殺害した三十三歳の男に、裁判員制度による初めての死刑判決が「確定」した、との記事があった。

当の被告は死刑を認め、控訴の意思はなく、罪を償う意思を示したが、審理を担当した裁判員の一人は、「私たちも考えぬいて判決を出したが、個人的には最高裁まで審理を重ねるべきであったと思う」とコメントしている。一審を担当した裁判長自身も、「重大な結論ですから控訴することをお勧めします」と付言している。

何ということであろうか。ここにはその場で決定すべき人間の「自己責任」のかけらもみられない。「マニュアル」に従って審理をし、マニュアルに従って「死刑」の結論に到達したものの、最終的な責任を「他人（上級審）」に押しつけようとする、それはどこか、あの小学校の、あの日の校庭での議論や、トンネル火災事故の列車の車掌さんとまったく同じ精神の構造のようにみてとれる。上級審で判断がくつがえれば下級審でのこの裁判官は「誤審」をおかしたというプロとしての自覚もない。

その時、その場で「結論」を下さざるを得ない人間が、自己の責任のもとで判断を下す。間違えているかもしれない。しかし、一定の与えられた情報のなかで結論を出すしかない。結論を出す人間は自分（たち）しかいない。結論を出さないことは認められない、という条件のなかで、自己責任能力のレベルが露呈する。これは、あの小学校のような状況によっては、そのまま危機管理能力の欠如に結びつくように思える。

どうすればよいのだろうか——。このような危機管理能力は「教育」によって開発できる能力なのであろうか。わからないが、どうもそうではないような気がする。

多くの人は、危機に対する「マニュアル」を整備すれば危機に「対応」できると考え、マニュアルや対応のフローシートの束を重ねていく。しかし「危機」とは、そのようなものが該当しない、誰にとっても初めて出会う「一回だけの事象」であることを失念している。ここに根本的な考え違いがある。

もちろん、長い人生のなかで培われた「経験」は、広義の危機教育になるではあろう。しかし、その長い経験のなかで、不断に自己判断の修練をしていなければ、あの車掌、陪審員や裁判長のような人間ができてこざるをえなくなる。

危機管理能力とは、最終的に「断定する能力」に近似の能力であり、この能力は相当な部分、「資質」と呼ぶべきものに属しているように思う。古人はこれを「器《うつわ》」といったのかもしれない。

天災は予測を超える。三〇メートルの津波に対するマニュアルは、三一メートルの津波には対応できない。三一メートルの津波に対するマニュアルは、三二メートルの津波には……。一〇〇年に一回の地震対策は、二〇〇〇年に一回の大地震の対策にはならない。今回の教訓である。

もっとも、福島原発に対する東電や政治家の対応は、放出された放射能レベルにくらべるべくもないほど、低いレベルであったことは間違いないが。

七〇パーセント

首都直下型大地震の確率の〝怪〟

「首都圏直下型大地震四年以内に七〇パーセント」――だそうである（平成二十四年一月二十八日、全国紙一面中段の記事）。

マグニチュード七級の大地震が首都直下で、今後「四年以内」に発生する確率が七〇パーセントであると、日本でいちばんに入学がむずかしいとされる大学の地震研究所が算出し、どのような意図でか、日本でいちばんの発行部数を誇る全国紙が、なんと一面で報じた。

この「七〇パーセント」という確率の算出は、どうも過去の地震の規模別発生を計算するとこういう数字になったようなのだ。この方法だと、きわめて当然なことに、過去に例のない規模の地震は「算出」ができないことになる。

そして実際そのとおり、この研究所は平成二十三年三月一一日の東日本大地震をまったく予測できなかった。

どのように計算方式が変わり、どのような学問的進歩があって、この「四年間で七〇パーセント」というのだろうか。「今後五年間」ならば確率は八〇パーセントに上がるのだろうか。そしてどこまで先ならば「確率九五パーセント」なのだろうか(五パーセントはおまけ)。

この研究所の長は、「試算の数値はいまの時点での《最大瞬間風速》」という保留をつけて、「ハズレ」のときのアリバイをつくっておくことも忘れない。これはこれでよろしい。だからといって、当たったときに、「よくやった」と、褒《ほ》めるべきことでもない。地球規模の「自然」を予測することの現時点での限界、到達しているこの領域の学問のレベルが〝この程度〟であるということでしかないということだ。

最近、イタリアで地震の「ハズレ予報」をした地震学者の責任を問う問題が発生したが、これは見当違いもはなはだしい。べつに地震学者が地震を起こしているわけではないからだ。

問題はこのような研究成果、というよりは、研究者の「推測」を全国紙が一面で、それも四段で報ずることの意味である。無批判にこのような記事を表現どおりに読まれたときの「マス」の反応を考えたことがあるのであろうか。「風評のたれ流し」とはこのような、よく吟味されない「反応」によってつくられた記事のことをいうのではないか。

この種の推測は「科学記事」のなかで、推測の妥当性とともに、その限界と、それに対する反論をきちんと整理して記載すればよいだけのことである。全国紙一面の記事選択が新聞社のどの立場の編集責任者によって行なわれているかは知らないが、「レベル低いなぁ」……と、嘆息するしかない。

この日の一面トップ記事が「福島川内村四月役場再開」であるから、「まぁ、記事がなかったんだねぇ」……。ムリに紙のムダづかいしないで、「白抜き」でもよかったのに。

二週間前からの北海道、日本海側の「豪雪」は、まだこの先もつづきそうである。そういえば、こんな大寒波、大豪雪も気象庁の長期予報にはなかった。

自然現象の予測の「ハズレ」には責任がともなわない。一方で、「ハズレ」のときのアリバイ工作で過剰な被害見積もりを記事にするのは(多くの場合、その結果も検証されない)、もしそれが「風評」をつくるという意思がないのであれば、無意識のうちに研究者の自己顕示の対象に利用されているのではないか、という危機意識くらい、見識あるマスコミ関係者はもってほしいものである。

——上記の記述から一年を経過した平成二十五年二月には、南海トラフの「巨大」地震と、それに伴う「巨大」津波による「巨大」災害が試算され、これまた新聞一面トップをかざった。

「備えあれば憂いなし」であり、確実に対策をすすめることは大切である。が、どうもその「備えさせ方」が人びとの「不安感」を増幅させながら、他方で、「三・一一」の「ハズレ」を正当化させるような、「虚言」を張り付けているような印象をぬぐい去れない。

そこで提案だが、直径一〇キロメートルほどの「巨大隕石」が首都東京に落下したときの「対策マニュアル」などもついでに作成しておいたらどうだろうか。

アホの分類――グドンキアクセンヒ

多くの人間と付き合い、多くの人間を見てきた。患者さん、看護師、医学部学生、病院職員、同僚医師、お役所の方々などなど。そのなかには、イライラするやつ、腹の立つやつ、あきれるやつなど、いろんな人間がいた。それでも付き合わざるを得ない人間関係……。

数多くのアホを見ながら、何かこれらの「アホ」を類型化してうまく表現できないかと思い立ったのは、だいぶ以前の医学部教員時代、三週ごとにローテートしてくる一〇人一組の学生の口頭試問の時間がきっかけであった。

それ以後、さまざまな立場のアホに出会うたびに、それを分析的に見ることは、アホと付き合うことによるストレスの解消にもなることに気づき、そのうち「今日はどんなアホと出会えるか」と、新種のアホとの出会いを楽しみにするほどの心境に達した。

一人のアホは多くの「アホ因子」を重複して保有している。しかし、そのなかから「代表的なアホ因子」を抽出することはできそうである。

【愚】……普通にいう「バカ」である。知識が決定的に足りない。不勉強。専門領域における常識の欠如。「こんなことも知らんのか！」——まわりの人間はカリカリ。

【鈍】……遅い、鈍い。「何回同じことを言わせるんだ、先週勉強しとけっていったじゃないか！　みんな仕事終わってお前だけだぞ、まだ済んでいないのは！」——何年たっても素人。

【奇】……風変わり。変わってんだ、この人。服装、行動、判断、人間関係、知識のあり様など、〝常識の欠如〟というより、はじめから人とは違う方向へ行っている。「オタク」と呼ばれる人の多くが属している領域でもある。

医学でいえば、例外的な事項から診断や治療を考え始める人。——「君ねぇ、ふつうその年齢の人がその症状で病院来たら、ふつう○○から考えるべきじゃない？　君の診断は間違いじゃないけど　君のいうその病気にはふつう一生お目にかからないよ」

病院の公式行事に「はみパン姿」で来て何も感じない人。例をあげればキリがない。致命的ではない程度の神経症、潔癖症の人なども社会的にはここに入る。「ジェネレーション・ギャップ」と呼ばれる関係は、お互いにお互いを〈奇〉と思って見つめ合っている状態である。

【悪】……「悪い人」というのがいる。いろんな意味で悪い人。すぐに看護師に手を出す医師、他領域のヒトと仲良くやれない人、言動が粗暴な人、患者さんとしょっちゅうトラブルを起こす人、接遇に問題のある人。さすがに泥棒、詐欺師、殺人など、刑法に触れるような方々とのお付き合いがなかったのはわが人生の幸いであった。

【賎】……これは説明がむずかしいが、たしかにこのような「語」で分類される人種がいる。こちら側の人間のレベルによっては「賤」かどうかの〝評価〟が変わる。賤《いや》しい人、金に汚い人、ものごとを損得・打算で考える人、行動の根本に〝計算〟のあることが透けて見える人。女たらし、それが見える人。男でも女でも、顔の細工は人間の善良性を必ずしも反映しないが、〈賤〉は顔に出る。

【悲・被】……悲観の〈悲〉。何でもネガティブに考える人。「誰もお前さんにそんな意味で言っててんじゃないよ」という、慰めがいつも必要な人。うつ状態というよりは、劣等感による思考パターンの保持者。根拠のない自信のなさ。楽天的アホ、オッチョコチョイの対極にある。

被害意識の〈被〉。攻撃されているという意識。一つのミスを指摘されたときや自分の意見に対案を示されたとき、自分の全人格が否定されたかのような反応をする人。

被害妄想の〈被〉。悲とよく似ているが、〈悲〉はどこかうつ的で内向的だが、〈被〉はしばしば過剰行動に出る。「報復」の感情が強い。世界中の戦争はほとんどすべて、この〈被〉をベースにしているといってよい。悲観論者はめったに戦争しないが、被害意識はしばしば戦争の基本的な感情となる。日常の会話、会議、組織のなかでモメごとを起こす基本感情である。人に与えられた性格のなかで、もっとも困ったもののひとつかもしれない。

さて、このなかで修正・矯正可能なものは、とりあえず〈愚〉と〈悪〉である。矯正の方法は、脅迫がもっとも効果的だ。怒鳴りつけて、「今度試験に出すよ」で、とりあえずの〈愚〉は解消する。「今度やったら承知しないからな（クビだよ、公開するよ）」と、上司の権力で抑え込むと〈悪〉はしばらくのあいだ、おとなしくなる。〈鈍〉は一〇年後に、慎重・確実で、間違いのない性格の人間としてポジティブに評価されることがあり、矯正の必要はないが、なおらない。

「グドンキアクセンヒ」――。それでお前さんは、どのアホ因子をどの程度に持ってるんだね、という自分への問いはときどき必要である。滅入るけど……。

美徳の分類

「Kick AIDS」〈エイズを蹴飛ばせ〉

「アホの分類」のついでに、「美徳の分類」をしておこう。これはなかなかむずかしい。いつになっても完成しない。ロシアの文豪、トルストイの長編小説（『アンナ・カレーニナ』であったか）の冒頭に、「不幸な家庭はそれぞれに不幸であるが幸せな家庭は一様に幸せである」というような表現があったかと記憶している。

そう、不幸もアホも、つまり人間の悪い部分については〝原因〟を個別に分類できるが、すばらしい人間や、幸福な状態（Wellbeing）を個別の理由で分類するのは至難である。「嫌いなヤツ」の原因は特定できるが、「馬の合う」ことの理由は〝何となく〟で、分類不能なのである。

それでも無理やり「素晴らしき人間」を分類しちゃうと、「Kick AIDS——エイズを蹴飛ばせ」ということになった。この分類は、未完成、仮報告であることをお断りしておく。

【K】**Knowledge**（知識）

よく勉強している。よく知っている。豊富な知識量、さすが専門家。仕事上頼りになる。〈愚〉の反対語。

【I】**Intelligence**（知性）

説明はむずかしい。だけど「知識」はあるけど「知性」のない人っていますよね。知識の量ではなく、その領域全体を俯瞰的に理解し、周辺領域との関連までも理解できる能力。利口というよりは「聡明」。専門領域の話題を専門語を使わないで話せる能力は、これに近い。専門バカからの移行はない。部分的には〈賤〉の反対語。顔に出る。

【C】**Concentration**（集中力）

一つのことにのめり込む能力。集中できる。シラッとしてない。九時から五時人間ではない。寝食忘れて仕事し、それでも家庭と妻子は忘れない人。両方忘れると単なる生活破綻者である。「天才」と呼ばれる人の能力の一部である。

【K】**Kindness**（親切）

親切で、根はやさしい。寛大である。最終的に勘弁してくれる親分肌の人。

【A】**Authority**（権威）

辞書によれば「他を追随させるに足る」こととある。誰もが認める総合力。器《うつわ》の大きさ。生来のものか、教育・努力の結果かわからない。部門のトップまでいっても、たどり着けない組織の頂点。何の差か？　これの〝有無〟の差。もっとも、最近の永田町はこれがなくても行くとこまで行っちゃうけど。

【A】**Autocrine**（自律性）

二つ目の「A」。言われなくともやる、ということ。リンパ球の中にTリンパ球という集団がある。免疫の中枢を担う細胞集団である。このTリンパ球は外界からの異物に出会うと活性化してＩＬ－２《インターロイキン》という生理活性物質（サイトカイン）を産生し、これが他の免疫担当細胞に働きかけて抗体を産生させ、最終的に外界からの異物を中和し、除去する。ところでこのＩＬ－２は、これを産生したTリンパ球自身にも作用して分裂増殖を促し、増殖したTリンパ球はさらに多くのＩＬ－２を産生し、雪だるまのように抗体産生の量を高めていくのである。自分自身の産生した物質により自分自身が活性化される現象を、「オートクリン増殖」という。自分で考えたことを誰に言われるまでもなく行動に移し、その行動の結果を自分自身で評価しながら発展させていく。学術研究論文には他人の評価によってそのランクが決められる「impact factor」という基準があるが、自分の論文の引用文献がすべて自分自身の過去の論文であるような論文が本当の最高の論文かもしれない。仕事が面白いと思ってやっている人。

【I】Independence（独立性）

誰が何と言ってもやる。ブレない、グラつかない一貫した方針を持つ信念の人。「責任感」を併せ持っているという点が単なるマニアと違うところ。「奉仕」の精神はおそらくこれに属している。

【D】**Delightness**（陽気）

喜んで、グチャグチャ言わない。陽気。陰湿ではない、根暗ではない。楽しい人。明るい（brightness）人。

【S】**Straightness**（単刀直入）

文句も意見も単刀直入。裏でコソコソやらない。悪しき政治屋でない。騙さない。根に持たない。おそらくここには「honest」（正直）も含まれる。

これらを全部足しても、人間最大の美徳である「愛すべき人物像」が出てこないところが人間の奥深さでしょうか。それでおまえさんは、どれとどれを持ってるんだね？

人生は浪費

「暇つぶし」という〝怪〟

ヒトがサルから進化して以来、人類の起源がほぼ七〇〇万年までさかのぼれるとすると、ほんの数千年前まで、ヒトはおそらく生きていくためだけに食料を採取し、みずから食料を生産するにしても、その生産量は「生存」に必要な量を大きく上回ることはなかったと思われる。

食料を将来に備えて「備蓄」するという方法を生み出すようになるまで、ヒトは自然の恵みのなかで生き、食料の不足はそのまま生死に関わる、というような生活をしていたものと思われる。

そのような長い人類の歴史のなかで、ヒトは自己の生命を安定的に維持するために「食料の備蓄」という手段を考えたに違いない。そして、その備蓄の手段の確立によって、ヒトは「生存」のための生活とは根本的に異なる「余暇」という時間を手に入れたと思われる。

それを境としてヒトは、生存のためだけに日々を送らねばならないという、つねに危機に脅かされる状態から、新たな生き方を見つけたのである。言い換えれば、数千年前に「衣食足りて礼節を知る」の第一歩が始まったのである。そして、そのようなことが可能な「脳」を持つにいたったともいえる。

ともかく、ヒトは歴史のある時点で、生活の主たる目的が「生存自体」であることから、生存とは無関係の「あるもの」で時間を費やす、「暇つぶし」動物に進化したのである。その「あるもの」には、今日の「文化」や「芸術」に包括される、あらゆるものが含まれていたに違いない。ひとつの遊びは次なる遊びを生みだし、ひとつの表現は新たな表現とその技法を生みだした。

「生存」を基本的な条件としていた人々の生活は、環境から独立することで「あるもの」の内容が増し、現代にいたっても、その多彩さはいまでも拡大の一途をたどっている。

それでもまだその次の段階、すなわち、ひとりの人間が一生かかっても消費できないほどの「モノ」を生産するようになったのは、せいぜいこの一〇〇〇年ほどのことであろうか。この一〇〇〇年間は、過剰な「暇つぶし」によって、他人の分まで消費を始めた時代ともいえる。

「地球」という自然は、本来、自然の一構成生物としての人類が「個人」として消費する「暇つぶし」に対しては、それを補充できるショックアブソーバー（緩衝装置）としての余力を持っていたと思われる。しかし、この一〇〇年ほどの「暇つぶし」の成りゆきは、そのショックアブソーバーとしての地球の機能の「限界」を超えたように思われる。

いま、人類は「暇つぶし」そのものを前提に生きる、「暇つぶし」なしでは生きられない生物に進化してしまったのである。人類の長い歴史にくらべれば、きわめて近い将来、「暇つぶし」の〝落とし前〟をつけねばならないときが来るのではなかろうか。

想の章

三・一一——ふるさと流失

東日本大震災（マグニチュード九・〇）とそれに続く大津波――。押し寄せる津波の速さは秒速一〇メートル。高さは場所によっては三〇メートルに達した。三陸沿岸にあった多くの町は壊滅状態。死者、行方不明者は当初三万人にのぼると見積もられた（最終的にはこれよりも少ない数であったのは幸いであったが）。

破壊された町々はまさに跡形もない。「ガレキの山」という形容がそのままの様相である。いくぶんか原型をとどめる鉄筋コンクリートの建物も、その内部を見れば流れ込んだガレキと土砂で、生活の場としての「家」としてはまったく役には立つはずもない。

亡くなった方の大半は、押し寄せる津波に一瞬にして巻き込まれた「溺死」であったか、破壊されたガレキにたたきつけられた全身の打撲や「圧死」であった。いわんや、五体そろって身元が明らかならば、これで〝不幸中の幸い〟とでもいうべき悲惨さである。

親を亡くした子どもたち、子を亡くした親たち、そして一瞬にして一家の全員が消えてしまった家族……。おだやかに流れていた人々の日常が〝とつぜん〟消滅してしまった土地、共に在った人びとの〝一瞬〟にしての消滅、自失のなかで肉親を捜す人びと、ガレキの山の上で海に向かって呆然と立ち尽くす人……。

かつてあった自分の家の跡を確かめながら、そして消えてしまった肉親の痕跡を探りながら、復興にはほど遠く、そしていま、生者たちはポツポツとこの地に戻りつつある。——なぜ？

「地獄のような光景」——と、コメンテーターたちは表現する。だが、プロの表現者はこのような常套句の使用に慎重であるべきだ。彼らは地獄から彼の地へ飛び立ったわけではなかろう。地獄を残して旅立ったわけでもなかろう。その様相にもかかわらず、この地は依然として出発地であり、帰省地である。時間と生活を共有した土地はいつになっても「故郷」である。旅立った者にも、残された者にも……。

人びとは帰るべき家や土地がなくなって、はじめて「ふるさと」を自覚する。おそらく死者たちにとっても……。

墓――出自を示す場所

旅行のついで、秋の彼岸に岩手にある墓に参ってきた。両親をはじめとして、明治以降の先祖がここに入っている。長男であるわたしは、この墓を守らねばならないらしい。

古来、代々の墓は長男の相続管理であった。春秋の彼岸、盆、命日の墓参、年忌供養などの法事は長男を中心とする「家」のつとめであり、代々受け継がれてきた。ただ考えてみるに、これは農耕社会のなかで家長が土地に根ざし、移動しないことが前提であった。

しかし現代では「家」自体が農耕を離れ、長男といえど、結婚、就職、転勤、左遷などに伴う生活場所の移動は日常のことになりつつある。墓と居住地の不一致は、もはや当然の時代となった。逆に、移転のたびに墓の移動などしていたならきりがない。せっかく移した現在の墓の場所に、わたしの長男が住みついているという保障もない。まして、移動のたびに墓を新設していたなら、日本中が墓だらけになってしまう。

そんなわけで、一代墓があまり珍しくなくなる一方で、最近では散骨、水葬など、墓を管理するわずらわしさを避けて、「死んでそれで終わり」の形式が次第に増えているようだ。

わたしのおやじの場合、自分の本籍である岩手に代々の墓を相続して整備したあと、居を構えた茨城からほとんど動くこともなく、おふくろの納骨以外、「法事」をほとんどしなかった。一回忌も三回忌もしなかった。永代供養料はお寺さんにすでに渡してあった。意識していたのだろうか、不信心であったのだろうか。それとも単に面倒であったのだろうか。

ともかく、墓が遠方であることを前提にして、法事のほうを徹底的に簡略化したのである。自分の子どもが墓参・法事にやってくることなど、考えていなかったのだと思う。しかし、代々の墓を受け継ぐことだけはやった。墓石に、生前に「赤」で自分の名を入れていた。

ひとり一回入るところ——。単純にそう考えれば、何かのついでに墓参り、機会があれば墓参りなど、息子・娘の家族旅行の名目にもなる。それに、自分の出自《しゅつじ》をかすかに示す場所が、「墓」なのだ。

どこにあってもよい。距離的な不自由さは〝法事の簡略化で対応〟というおやじの方針は現代にマッチしている。これがよさそう、とおやじの七回忌に思ったものだ。

ある高名な作家で僧侶の方が、「千の風になって」、魂がどこにでも在り、どこにでも行き来する、という歌詞の内容に対し、少し批判的なことを言っていたと思う。たしかに、どこかに還るべき「土地」、かすかな出自の場所としての「故郷」は、居住の場所とは別にあってもよいと思う。

家紋
記憶のなかの伝統

正月が来ると思い出すことがある。

幼いころ、年末になると祖母が朱塗りの三段のお重をだしておせち料理をつくり、詰めていた。「おせち料理」といっても、昨今デパートやスーパーで売りに出される人工庭園のようなしゃれたものではない。一番下のお重にはサトイモ、レンコン、ニンジン、シイタケに鶏肉の煮物――。もともと東北出身であった祖母の味付けは濃い。砂糖も醤油もたっぷり。いまでは動脈硬化と高血圧の誘発剤だ。

しかし、からだに悪いものはうまい。白いご飯にはよく合った。ほかの二段も区画整理はされていない。キンピラ、なます、黒豆に必ずニシンとフキの煮物が入っていたように思う。

さて、その三段のお重のことである。最上段のお重のふたには、朱地に金箔で「家紋」が入っていた。当家の（という言い方をしたくなる）家紋は「違い鷹羽」

というものらしい。バッテンに交差した鷹の羽が大きな丸で囲まれている。このお重さえなければ、わたしは「家紋」なるものを思い出すことも、そもそも家紋なるものが自分の家にあることさえも知ることはなかったろう。紋付袴《もんつきはかま》を着ることもない。家紋のついた旗を立て、隣国に攻め入ることも最近はなくなった。しばらく前の大河ドラマで流行った「愛」は家紋であったか？

それにしても、そもそもその昔、「家紋」は何の役に立っていたのだろうか。旗に記された家紋は乱戦の中での敵と味方の識別、――これはわかりやすい。水戸黄門の「印籠」、絶対権威の象徴、――これもわかりやすい。それ以外はどう考えても、レベルの低い家柄、氏素性の誇示にしか思えない。やはり権威の象徴といえば、権威の象徴だろう。

そんなものはどうでもよくなってしまった現代、この家紋の利用法はないものか。背広の背中に入れればヤーサン、後ろの人の失笑を買いそうだ。ネクタイに入れれば通夜専用か。クルマのボンネットでは個人タクシーに間違われそうだ。はたまた玄関の表札では、家がボロボロなので位負けだ。白衣の胸ポケットの上はどうか。患者さんと話が盛り上がって診察に支障を来しそうだ。

無地のTシャツにでっかい家紋と「come on」のロゴ――。うん、これはいけそうな気がする。伝統文化の継承はむずかしいものである。

かけどい

想い出を通す

昭和三〇年代、わたしが育った茨城県日立市は古くから大手企業が町の中心を占める地方工業都市であったが、市街地と工場群を離れれば、そこは典型的田舎の町でもあった。

わたしの家の敷地の端には幅一メートルほどの澄んだ水が流れ、春にはセリが採れ、夏にはホタルが舞う小川があった。この小川は数百メートル離れた山の崖の湧き水に端を発し、ところどころに主婦たちの洗濯や米とぎ用の、板で仕切られた人工の堰《せき》をもちながら、「サラサラ」と流れ、わたしの家の端を通過したあと、その姿を消した。

水は地中に埋設された太い土管の中へ流れ込み、幅一〇メートルほどの家の前の道路を渡り、道の反対側に設けられた人口堰の中へ勢いよく湧き出した。小川はさらに下り、今度は一〇メートルほど下を走る国道（国道6号）をまたいで、向こう側の大きな農家の敷地の中へ消えていった。この谷間の底の国道をまたぐ水路を「かけどい」と呼んでいた。

コンクリートでつくられた、幅五〇センチほどのその底は、長年かけてこびりついた水藻でヌルヌルとよくすべった。ひざ上までの深さの速い水流のなか、「かけどい」を渡って国道の向こう側に渡ることは、小学生にとっては大冒険であった。「かけどい」が「掛け樋」、あるいは「懸け樋」であると知ったのは、日立を離れてしばらくしてからのことであった。

笹舟や木っ端の船を流しての競争、ヤゴをとるために川底を引っかきまわして、水を濁しては下流のばあさんたちによく怒られたものだった。思えば、水は大切に管理されていたのだ。

道路の拡張整備や水源の山の宅地造成のなかで、この小川の水はしだいに枯れ、いまはその面影もない。

プレート

遊び場は海の底

わずか二、三日の夏季休暇をとるのに何カ月も前から外来や公務の日程調整をする昨今、二カ月にもおよぶ夏休みをとっていた小・中学生のころは、いったいどうやって時間をつぶしていたのだろう、とおもう。

わたしはものごころついてから、高等学校までを茨城県日立市ですごした。阿武隈山脈の南東端、さほど高くはない山並みが太平洋にせまり、南北に細長いこの地に、工業都市・日立は位置している。

放課後や休日の子どもたちの遊びの「ホームグランド」は、近くの工業高校や大学（茨城大学工学部）のグランドであった。三角ベースの野球、自転車の三角乗り、「東京号」と呼ばれた輪ゴム動力・竹ひご製の飛行機とばし、冬のタコ揚げと、よく遊んだものだった。

テレビもあまり普及しておらず、子どもの数だけが多かった昭和三〇年代前半、だれもいないグランドでひとり遊んでいると、いつの間にか子どもたちが集まってきて、あちこちで小さな遊びの輪ができたものだった。

その「ホームグランド」には踏み固められてはいるが、いずれも海岸に見られるような砂地の部分があり、水はけが良く、少々の雨でもぬかるみはできなかった。なんで海岸から離れた、それも工業高校の場合はかなりの高台に位置しているこんなところに「海の砂地」があるんだろう――。いつも子供心に持っていた疑問であった。

中学に入ってしばらくしたある日、理科の先生が、「日立の山奥にはむかし海底にあった〝ウミユリ〟という植物の化石があるから、夏休みに調べてこい」という。

「ホントウカイナ?」と思ったものの、おもしろ半分、祖母につくってもらった握りめし二個と、水筒を持って友だちと二人、日立の最高峰、六〇〇メートルほどの「高鈴山」をめざした。

夏の暑い日であった。

そもそも〝ウミユリ〟なるものが、どんな場所に、どんな形をしてあるのか、知る由もない。山道に露出している岩石を〝チラッ〟と見るだけで、探索は早々に終了。握りめし食べて、山頂きわめて、本物の山百合《やまゆり》をいっぱい抱えて帰宅したのは、陽も落ちかけたころであった。

平成二十三年三月に起きた東日本の大地震で、太平洋プレートは西へ数メートル、ユーラシア大陸に乗っている本州・東北はその跳ねかえりで数十センチ、東に動いたという。場所によっては数センチ、高さの変動もみられるという。

一〇〇〇年に一度の大地震でこのくらい移動するなら、数億年でプレートの移動はどれくらいになるのだろうか。計算によると、ハワイはやがて日本の領土になるらしい。楽しみである。

こういう楽しい推測も「地球科学」の成果によるものではあろうが、史上最大の「マグニチュード」を予測できなかった地震予知連の先生方は、これからどんな「楽しい夢」をわれわれに与えてくれるのだろうか。心配である。

ちなみに日本最古、五億年前のカンブリア期の地層は日立市北部の山地にある(平成二十年九月十日、読売新聞)。あのグランドの砂地も、ダイナミックな地殻変動や、気の遠くなるような時間をかけたプレートの移動の結果であろうか。

クラシック音楽——記憶に突き刺さった光景

「ご趣味は?」

と問われれば、いちおう

「クラシック音楽を聴くことです」

と答えている。わたしとクラシックとの出会いは中学一年か二年のころであった。

実家のピアノがある防音構造の小部屋に、ステレオとレコードを収納するボックスがあった。おやじが購入したものであることは間違いない。しかし、おやじがこの部屋で音楽を聴いていたという記憶はない。三歳違いの姉がピアノを習っていたので、おやじが姉の教育目的でレコードを買ってきたのではないかと思う。

エドウィンフィッシャー演奏によるバッハの「フランス組曲」のシリーズ、ウィルヘルムケンプの「ベートーベンソナタ」シリーズなどとともに、トスカニーニ指揮、NBC交響楽団によるベートーベンの第六シンフォニー「田園」があり、学校から帰るとこれらをくり返し聴いていた。

もらった小遣いで買ってくるレコードは、ウイーン少年合唱団、ダークダックス、ドン・コサック合唱団、それに当時ヒットし、いまでも歌いつがれている「サウンド・オブ・ミュージック」のサントラ版などの映画音楽、どちらかといえばポピュラー系の「人の声」であった。

もっとも現在のようなJポップスはなく、一部のジャズとシャンソンを除けば、世のなか、演歌以外のジャンルはすべて「クラシック」の時代であった。姉の練習している曲のなかではメンデルスゾーンの「ロンドカプリチオーソ」、それに誰の作曲であったか、「銀の波」という小品がいまでも頭のなかに残っている。この美しいメロディーをその後ほとんど耳にすることはない。――なぜだろう。

一九六〇年代、アメリカンポップスとサンレモ音楽祭のカンツォーネが畠山みどりや三橋美智也にくい込んで、演歌一辺倒の日本に〝風穴〟を開けたのはその直後であったろうか。

医学部に入ってみると、同級生に何人かのクラシック「オタク」がいた。音楽オタクというよりは、ステレオ「メカオタク」たちであった。また先輩の何人かには、純粋の音楽オタクがいた。なによりも、通いつめたコーヒー屋のおやじが音大中退の変わり者で、学生運動の合間にクラシックは聞くものではなく、カウンターを挟んで語るものであった。

学生運動の始まる以前の三年ほどは、よく上野文化会館のコンサートをひとりで聴きに行った。日本フィル（ときどき渡辺暁男が振っていた）、読売日響（ときどき若杉弘が振っていた）などをスポットで買っていた。N響は人気で、スポットのチケットがなかなか手に入らなかった。

医師になり、多忙な生活を強いられるようになってからは生演奏を聴きにいく機会はなく、もっぱらラジオのFMであった。いまではなくなってしまった「FM fan」で番組内容をチェック、パイオニアセントレートV1という、小型冷蔵庫を並べたようなステレオでテープにダビングしていた。

日曜朝の黒田恭一の案内による「二〇世紀の名演奏」、これを聞くのが楽しみで、それはまさに「早起きは三文の得」でもあった。初期の刷り込みが効いて、ベートーベンのシンフォニーが圧倒的に多かった（異なるオーケストラ、異なる指揮者）。いまではそのテープの始末に困っている。

アメリカ・ワシントンDCでの三年半の留学時代、ポトマック河畔、ケネディーセンターでのナショナルシンフォニーのシーズンチケットを買い、二人の子どもを友人宅にあずけて、秋から春まで、二週間に一度ずつ通った。アメリカ生活での週末の夫婦の楽しみではあったが、通しのチケットであったため、曲目は必ずしも好みのものだけではなく、印象に残っている演奏もほとんどない。指揮は、晩年のロストロポービッチが多かった。むしろブロードウェイミュージカル「キャッツ」や「42th street」など二軍キャストによるワシントン公演のほうが印象に残っている。

アメリカ滞在も二年を過ぎたある冬の日、それも猛烈な寒波到来の夕方のことであった。仕事を終えてラボからの帰宅の途中、カーラジオからシンフォニーが流れてきた。それは記憶のどこかに突き刺さった、自分の意識の奥深くに隠されていて、たしかにある時代とある状況とに深く結びついていて、頭の片隅にかすかに残存していたメロディーであった。そしてその後、あらためて呼び起こされることなく、探し求めて聴くこともなかった曲の一節――。

それは小学校に入学したてのころ、実家の小さな食器戸棚の上にナショナルラジオがあり、夕食時につけっぱなしのラジオから流れてきたメロディーと結びついていた。

薄暗い電球の下、両親、兄弟、祖母と一緒に食事をとっていた時間。時代も、家庭環境もそれほど悲観的な状態ではなかったが、そのセピア色の思い出のなかには、どことなく「鬱《うつ》」が漂っていた。そのような雰囲気のなかで何度も聞いたわけでもない、そして本当にその状況で聴いたことかさえも定かではないその曲の一節が、とつぜんその光景を呼び起こし、結びついたのである。

それがメンデルスゾーン「イタリア」の三楽章であることを曲後の案内で知った。帰国後購入したウイーンフィル、指揮クリストファードホナーニは傑作であった。

どうもわたしのクラッシクの好みは幼児期、少年期に刷り込まれた特定の作曲家、作品から脱出できないようである。それとやっぱり「人の声」――。音楽について、とくに深く思索することはない。音に敏感であるよりは、作品自体に依存する感動があれば、それでいいのだ。

最近おもうことは、夜と冬のベートーベン、初夏のシューベルト、春のメンデルスゾーンである。――理由はない。このお三方との出会いも、人生の幸福のひとつである。

節度限界

私流情報処理法

情報化の時代である。人は処理できないほどの情報のなかで、自分だけが情報から取り残されているという不安から、押し寄せる情報にあき足らず、自分の情報処理能力を超えた情報をみずから求め、不安のアリ地獄に入り込む。インターネットなど、その不安増幅システムの最たるものであろう。

なければ〝なし〟でよし、あれば〝便利〟でよし、という「節度限界」を超えて、「なければならない」というところに至ると「不安」は始まるようだ。真に多忙な人間は、みずから求めて余分な情報など追い求めはしないと思うのだが……。

仕事がら、医学関係の「学会雑誌」の類いが月に二〇冊ほど送られてくる。そのうちの二種類は電話帳のような厚さのものが、月に二回である。処理を間違えると、机の上、ソファの上、床の上、本箱の中は足の踏み場どころか、手の置き所もなくなる。いくら自分の専門領域とはいっても、まともに付き合える量ではない。

そこで、この紙（本）の処理の仕方である。

まず「目次」に眼を通す。どの大学の、どのグループがどんな仕事をしているか、最近の学問的トレンドは何か、よくわかる。そのなかの興味のある論文には、まず「抄録」のみにマーカーを入れる。さらに重要と思われる一部の論文は「完全読破」を試みる。そのうえで、最終的に自分の文献資料として残すべき論文はただちにカミソリでカット。コピーはとらない。雑誌本体はその場で廃棄。このかぎりにおいては、「もったいない精神」は忘却する。本箱の飾りとしての雑誌に意義はない。「将来何となく役に立ちそう」という意義も認めない。どんどん捨てる。

カットした論文は自分流のキーワードのタイトルに分類、市販のファイルに入れて保存する。どこにも分類できない文献用に、「その他」のファイルをつくることがミソである。

ところが、このファイルケースのサイズが問題なのだ。市販のA4サイズのファイルは、カットされたA4サイズの用紙に対して余裕がなく、使いづらい。さらにそのファイルを保管すべき収納棚の高さが、A4サイズのファイルの高さに対して余裕がない。使いづらいのである。

文献を読まない人がファイルや本箱を作ると、こういうものを作るんでしょうね。なおかつ、市販の本箱、棚はA４専用にできているものが少ない。取り外して高さ調節の効くステンレス製のものは、たいてい最上段に使い道のない、変な高さのスペースが残る。

整理整頓は「廃棄」にかぎるとはいっても、日々廃棄する雑誌の山を見るにつけ、地球上の森林資源をムダにしている、という罪悪感に駆られる。情報と文献サイズは昔のように、小さいほどよい（B５）、と思うこのごろである。

といって、資源保護の面から論文情報は電子化にかぎる？　現在では多くの学会誌が「紙」から「電子媒体」による配信に移行しているが、しかし電子媒体での論文の完全読破には相当「力」がいる。本気で読むべき論文は結局ダウンロードしている。結果的に、資源保護と電子化によって「勉強量」が減っただけのような気がする。自分の歳のせいでもあるが……。

A型人間脱却

壮大なる実験

最近、心臓に病を得て、三週間ほど「有給休暇」いただき、入院した。問診をとる医師、担当のナース、見舞いと見物を兼ねた仲間の医師たちから、「先生、ストレスが多かったのでしょう。少しは休んでください」という、ほとんど何の役にも立たないありがたいお言葉をたくさん頂戴した。

ストレス？　それはそれは多かった。組織、人間関係、仕事、研究、家庭、経済、ついでに日本と世界の現状——。現代人で「ストレス」を抱えていない人は大脳皮質がきわめて薄い人か、心臓が剛毛で覆われている人、あるいは〈賎〉が生き方の基本になっている一群の人くらいではあるまいか。

ストレス？　それは現代では〈生〉そのものの中に組み込まれているというべきだ。問題はストレスになまじ強く、精神がそれに耐えてしまうことが問題なのだ。耐えられなければ心身症になるか、うつ状態になるか、「登院拒否症」の医師になるかだ。そうでなければ、いずれこの種の肉体的疾患にはなっていない。

頸《くび》から上の頑張りに頸から下がついていけなくなったのが、どうも今回の「病」の実態らしい。もっとも、このわたしの頑張りが、おそらく周囲の人たちにはストレスそのものであったことはよく自覚しているのであるが……。

ストレス発散の「特効薬」は、他人にストレスを与えることである。そんなことから、病室の天井を見ながら獲得した今後の「生活信条」を連ねてみる。
一、与えられた仕事に対しては必ずひと言文句をいう。
二、約束の期日は守らない。
三、渡された書類はときどき紛失する。
四、タダ酒しか飲まない（会費をとる宴会には極力義理を欠く）。
五、何でも病気のせいにする。
……が、「それで長生きして何とする？」という大脳髄質から湧き上がる想念をおさえながらの壮大な実験である。

茨城大使

ふるさとは遠きにありて想うものだっぺ

ある方のご推薦があり、ご指名により「茨城大使」を拝命している。大学入学以来、東京都内ですでに五〇年近くの亡命生活を続けている。本国からの帰還命令は出そうにない。「ふるさとは遠きにありて想うもの」、である。

【県の形】

耳のピンと立った犬が、前足を投げ出して座っているように見える。だれが見ても日本でいちばん美しい形の県である。西から南西にかけ、犬の糞の臭いがするあたり、栃木、群馬、埼玉が接している。南の利根川は、本当は茨城のものといわれているが、川の向こう半分は千葉県に、上流は群馬県に割譲されている。東は太平洋からアメリカにつづく。

そのむかし、アメリカ西海岸のあちこちに原因不明の山火事を引きおこした

「風船爆弾」を打ち上げたのも、史上初の衛星中継を受信してケネディ暗殺の第一報を日本に伝えた「巨大パラボナアンテナ」も、県北十王町が土地を提供した業績である。太平洋さえなければ、アメリカも茨城の一部であった。

【言葉】

標準語である。「そうだんべ」「んだんべぇ」と、なまらない。語尾明瞭に「そうだっぺ」「んだっぺ」と発音する。アクセントは最後の「ぺ」にある。「そうじゃんか」「そうずら」「そうでしゃろ」「そうどすか」「そうでっか」「そうでしょう」「そうじゃけん」――。なんとかならんのか、この種の変な日本語。

【県の特徴】

「なんの取り柄もない県」と賞賛する人が多い。何か取り柄のある県は、その取り柄しか「売り」がない。この県は何でもある。大災害はない。台風もこの地へ到着するころには、たいていかなり弱っている。凶悪犯罪も少ない（人がいねぇんだっぺなぁ）。足りなかった教養と知性も、県南筑波学園都市でいくぶん取り戻した。最近東京の一等地を、平和的かつ帝国主義的に侵略、植民地化した（銀座1－2－1、県アンテナショップ）。

【海】

北から、北茨城、五浦《いずら》、磯原、日立会瀬、河原子、水木、久慈浜、阿字が浦、大洗とつづく。とにかく水がキレイ、砂浜がキレイ、岩と波がキレイ。なんであんなイモを洗うような小便濃度の高い湘南の海へわざわざ出かけて行くんだか、気がしれねぇー。

【筑波山】

たかだか八〇〇メートルほどの高さだが、関東平野から一気に立ち上がる姿は圧倒的だ。春の桜、秋の紅葉もよい。登っても遭難することはないが、冬はやめとけ、寒いだけだ。蝦蟇《がま》は油用に捕りつくされ、いまはいない。

【湖】

霞ヶ浦、北浦に涸沼。ワカサギは霞ヶ浦にかぎる。最近はバス釣りの若者を多く見かける。肉食のバスはワカサギの天敵である。釣り上げたバスはリリースしないで持ち帰り、内臓を取り出してブツ切りにし、薄味の砂糖醤油にショウガ、圧力釜で二〇分ほど煮込んで骨まで柔らかくし、飼っている猫ちゃん、ワンちゃんにどうぞ。もし食べないようなら、三枚に下ろしてパン粉をつけ、フライにして家族みんなで召し上がれ。ワカサギも喜びます。ただし刺身はペットにも人にも厳禁ですぞ。

【冬のアンコウ】

フグはポン酢の味しかしないが、これは刺身でもナベでもうまい。シーズンであれば、ちょっとした料理屋ならどこでも出してくれるが、やっぱり北茨城だっぺなぁ。

【乾燥芋】

茨城はサツマイモの大生産地である。これに大手間をかけて高級嗜好品に仕立てたものが、わが県が誇る乾燥芋だ。しかし誰だ、勝手に「干しいも」などとネーミングを変えたのは――。「乾燥芋」だろうが、あれは。昭和三〇年代、わたしのおやじは冬になると静岡と岩手の親戚にそれぞれ乾燥芋の箱を送りつけて、代わりに南からミカン、北からリンゴをせしめていた。

少しカビの生えてきたころのやつを、七輪の炭火や、ダルマストーブのへりにくっつけて、焦げがつくまで焼いて、「フーフー」いって食べた記憶のある人が、本当の「茨城原人」である。

【スイカとメロン】

夏、アナタが自分の金で買ってきて、安くて「うまい、うまい」と食っているものの多くは「メイド・イン・イバラキ」である。味はそう変わらんのに、もらい物で食べてる高価そうなやつは、どうも北のほうからの輸入物らしい。

【水戸の梅】

ウメの花ではない。白いアンを、甘しょっぱく仕込んだシソの葉で包んだ「銘菓」である。緑茶に相性バツグンであるが、水平に半分に切って酢飯の上に寿司種のように乗っけて、チョットだけ醤油たらして食ってみろ。白い飯に相性のよい、日本で唯一の「スイーツ」である。

【納豆】

本場である。ネギ、大根おろし、タマゴ、ノリ、オクラ、カラシ、唐辛子、何をまぜてもよい。しかし、やはりいちばんは「きざみネギ」である。それも臭いの強い、青いところがいい。口のまわりがネバネバで、食後しばらく〝チューー〟はできない。そのため納豆は、晩飯ではなく朝飯で食べるのが常識となっている。味噌汁に入れるやり方もあるらしいが、「茨城原人」には邪道の食い方である。

【コメ】
袋のブランド名と産地にだまされず、目つぶって食えば「日本で一番うまい米」である。

【袋田の滝】
水戸から水郡《すいぐん》線で久慈川の清流に沿ってダラダラと、山桜、新緑、紅葉を楽しみながら大子《だいご》で下車。日本一の名瀑である。冬の凍結した氷壁も見ものだ。そのまま矢祭《やまつり》まで行っての自然も相当なもんだが、郡山《こおりやま》までは行かずに、Uターンして大子へ戻り、袋田温泉に入ってコンニャク料理でダイエット、が一杯飲んですべてチャラ。

【人物】
水戸黄門《みとこうもん》（徳川光圀《みつくに》。梅里と号。一六二八〜一七〇〇）日本ではじめて「ラーメン」を食べた人である。諸国漫遊は全部ウソ。西山荘は常陸太田市にある。深い木々に囲まれた黄門の住居。『大日本史』（神武天皇から後小松天皇までの歴史。三九七巻。南朝を正統として、幕末の勤王思想に多大の影響を与えた）の編纂を進めた。夏、近くで蕎麦（常陸秋そば）を食って、ヒグラシの大合唱を聴いて、メロンを買って帰れば、東京の田舎者には最高の日帰り旅行になるだろう。

さて「人物」へ戻る。雪の桜田門外（安政七年〈一八六〇〉三月三日の雪の朝、水戸浪士ら一八人が桜田門外で大老・井伊直弼を暗殺）で暴れた方々。

詩人の**野口雨情**《のぐちうじょう》（本名・英吉。一八八二～一九四五。童謡の『十五夜お月さん』『青い目の人形』は広く愛唱。北茨城出身）、作曲家の**吉田正**《よしだただし》（一九二一～一九九八。シベリア抑留中に作曲した『異国の丘』でデビュー。約二四〇〇曲を作曲。『誰よりも君を愛す』〈一九六〇〉『いつでも夢を』〈一九六二年、ともにレコード大賞受賞〉。日立出身）。画家・**横山大観**《よこやまたいかん》（一八六八～一九五八。岡倉天心・橋本雅邦に師事。朦朧体を試み、墨画にも新境地を拓いた。水戸出身）、いずれも知らぬものなし。

多田富雄《ただとみお》（一九三四～二〇一〇。一九七二年、免疫反応を抑制するTリンパ球を発見。結城出身）。知る人ぞ知る、世界的免疫学者にして新作能の作者である。

【女性】

美人の多い県というものがある。来てみればすぐわかる。美人はどうも潮来《いたこ》から舟さ乗って、美人のいねぇとなりの県へ嫁に行っちまったらしい。


【ひたち海浜公園】

とにかくだだっ広い。四季折々の花々、写真家には最高である。子どもを放し飼いにして親は昼寝、金を使うところがない。どこまで歩いても公園の端にたどりつけず、恋人たちは会話のネタがなくなるのでデートには不向き。デートは日比谷公園程度の騒々しくて狭い人工庭園か、金がかかる何とかランドがよろしい。


【偕楽園】

いわずと知れた「梅」で有名な日本一の名園（天保十三年〈一八四二〉、藩主・徳川斉昭が〈士民と偕《とも》に楽しむ〉趣旨で造園）。二月下旬の「梅祭り」は混んで疲れるだけなので、やめとけ。春・夏・秋、そして雪の積もった冬。梅の季節以外は全部よろしい。個人的には「好文亭」の下の白いコブシの花だなぁ。

【えばらぎ】

茨城は「いばらき」と発音し、「いばらぎ」とならない。大阪の茨木？　しんねぇ。ただ、正統な「茨城原人」の発音はフランス人・フランス語に似ていて、「い」と「え」の発音が中間的で、しばしば「えばらぎ」と発音します。この場合、最後の「き」が「ぎ」に語尾変化して「えばらぎ」になります。本来これがもっとも正しい発音です。

ちなみに、大部分のパソコンソフトでは、「いばらき」と入れても「いばらぎ」と入れても「茨城」に変換されますが、「えばらぎ」で入れると漢字に変換されません。こういう重大な〝ミス〟が放置されたままになっているところが、この県の世界的認知度がいまひとつ、と指摘されるゆえんです。

あとがき

自分の職場（病院）での同僚医師、職員や患者さんとの何げない会話や感情的なやり取りなど、心に「引っかかる」ものはわたしにとって何でも「作文」のきっかけであった。週末の夜、アルコールをチビチビやりながら一週間分の新聞を、すみずみまでじっくり読むこと（趣味）で起こってくる想念、読み終えたなら、古くなって値崩れする前にチェーンの古書店にさっさと売り払うのを常とする「乱読」のあとの感想も、作文のきっかけであった。

これらの作文の多くは、長らくわたしが編集に関わってきた『日大医学同窓新聞』に掲載されたもの、あるいは不意打ちの依頼、「穴埋め」用に書き留めておいたものに手を加えたものである。限られたスペースのなかでテーマを断定的に処理するという意味で、この新聞はわたしにとって最良の「土俵」であった。

定年がせまり、これらの「作文」を一度まとめてみたい、と思い始めたのではあるが、幸か不幸か、公立病院の医師は定年で辞めさせてもらえるほど、充足してはいない。定年までは死ぬほど働け、定年延長後は死ぬまで働け、ということで、本当の定年がいつになるかはわからないまま、あちこちのＣＤ、旧型パソコン時代にＦＤで保存されたもの、大学ノートの手書きの原稿などをまとめ始めた。

作文はわたしの性格を反映して、独断的（短絡的）にして断定的である。断定、定着しきれない想念の多くは処分保留のまま、頭のなかを行ったり来たりしながら保存されている（「重層的な非決定」、吉本隆明）。

それにしても、気に障り、怒り、感激したことに共通の自己という根っこ、自分自身の〝核〟になっている倫理・道徳、思考の基準などについては、いま読み返してみても、われながら判然としない。

「人間と歴史社」社長の佐々木久夫氏とは、出版と医療という、まったく異なる業種にありながら、長いあいだお付き合いをいただいてきた。さほど深いお付き合いというわけではなかったが、過日、旧交を温めなおす機会を得たとき、わたしがこれまで書き散らしておいたものをまとめてみたいと思い始めた時期に一致していた。これらのものを形あるものにまとめていただけたのは、すべて氏のアイデアと厚意によっている。心から感謝申しあげる。

また長らく委員として関わり、作文掲載の場を提供していただいた『日大医学同窓新聞』の編集委員諸氏にもあわせて感謝の意を表したい。

西成田進

平成二十六年七月

■ 著者略歴

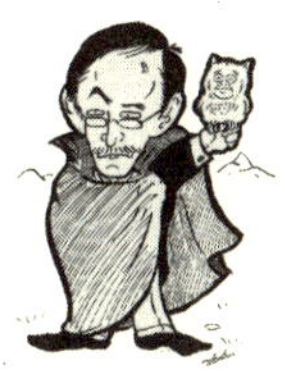

西成田 進（にしなりた すすむ）

1947（昭和22）年、茨城県出身。1973（昭和48）年、日本大学医学部卒業。専門：内科学、膠原病・リウマチ学、血液学。所属学会：日本内科学会、日本血液学会、日本リウマチ学会、日本感染症学会、米国免疫学会。現職：公立阿伎留医療センター院長、日本大学医学部臨床教授、日本大学医学部同窓会副会長。

医療問題《いりょうもんだい》の“怪《かい》”を解《と》く

——団塊医師《だんかいいし》の小《ちい》さな異議申《いぎもう》し立《た》て

2014年9月25日　初版第1刷発行

著者　　西成田 進
発行者　佐々木久夫
発行所　株式会社 人間と歴史社
　　　　東京都千代田区神田小川町 2-6　〒 101-0052
　　　　電話　03-5282-7181（代）/ FAX　03-5282-7180
　　　　http://www.ningen-rekishi.co.jp
印刷所　株式会社 シナノ

ISBN 978-4-89007-195-1